Barbara Messer

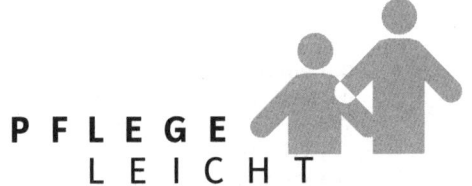
PFLEGE LEICHT

100 Tipps für die Pflegeplanung in der stationären Altenpflege

2., aktualisierte Auflage

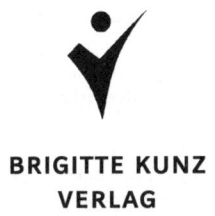

BRIGITTE KUNZ VERLAG

Die Autorin:
Barbara Messer, Jg. 1962, ist Spezialistin für Change-Prozesse, Führungsarbeit und Train-the-Trainer, Resilienz und vieles mehr. Sie liebt echte Herausforderungen und macht Menschen Mut, sich diesen zu stellen. Als Altenpflegerin begleitete sie Menschen in ihren größten Lebenskrisen und war im Management tätig. Sie ist Bachelor of Business Administration, NLP-Master & -Trainer, Ausbildungstrainerin Suggestopädie. Ihre Zusatzqualifikationen: Sozialmanagement, Management von Gesundheitseinrichtungen, TMS® Beraterin, Systemische Strukturaufstellungen, Maskentheater und Clownstheater, Gewaltfreie Kommunikation. Seit 1999 ist sie als Beraterin, Trainerin, Coach und Autorin selbstständig. Mehr unter: www.masemann-und-messer.com

Masemann & Messer GbR
Sandra Masemann & Barbara Messer
Hirtenstraße 20
30974 Wennigsen

Bibliografische Information der Deutschen Nationalbibliothek
Die Deutsche Nationalbibliothek verzeichnet diese Publikation in der Deutschen Nationalbibliografie; detaillierte bibliografische Daten sind im Internet über http://dnb.ddb.de abrufbar.

ISBN 978-3-89993-772-5 (Print)
ISBN 978-3-8426-8389-1 (PDF)

© 2012 Schlütersche Verlagsgesellschaft mbH & Co. KG,
   Hans-Böckler-Allee 7, 30173 Hannover

Alle Rechte vorbehalten. Das Werk ist urheberrechtlich geschützt. Jede Verwertung außerhalb der gesetzlich geregelten Fälle muss vom Verlag schriftlich genehmigt werden. Die im Folgenden verwendeten Personen- und Berufsbezeichnungen stehen immer gleichwertig für beide Geschlechter, auch wenn sie nur in einer Form benannt sind. Ein Markenzeichen kann warenrechtlich geschützt sein, ohne dass dieses besonders gekennzeichnet wurde.

Reihengestaltung: Groothuis, Lohfert, Consorten | glcons.de
Satz: PER Medien+Marketing GmbH, Braunschweig
Druck: Druck Thiebes GmbH, Hagen

INHALT

Vorwort zur 2., aktualisierten Auflage 8

Einleitung 10

1 Pflegeplanung – Eine Geschichte voller Missverständnisse 12

1. Tipp: Vergessen Sie vieles, was Sie bisher über Pflegeplanung gehört haben 12
2. Tipp: Machen Sie sich frei von engen Vorstellungen, wie eine Pflegeplanung zu sein hat 12
3. Tipp: Gehen Sie entspannt an die Pflegeplanung heran 16
4. Tipp: Gehen Sie mit Humor an die Pflegeplanung heran 17
5. Tipp: Erlauben Sie sich eine »Kopfstand-Pflegeplanung« 18
6. Tipp: Betrachten Sie Fehler als nützlich 19
7. Tipp: Seien Sie nicht zu perfekt 20
8. Tipp: Beschreiben Sie, statt zu erklären oder zu interpretieren 20
9. Tipp: Vermeiden Sie »Unwörter« 23
10. Tipp: Bringen Sie Ihr Pflegeverständnis zum Ausdruck 25
11. Tipp: Machen Sie sich bewusst, dass es um die Klientin geht 26

2 Die Pflegeplanung – Schritt für Schritt 27

12. Tipp: Es gibt gute Gründe für eine Pflegeplanung 27
13. Tipp: Nutzen Sie die Hinweise des MDK 27
14. Tipp: Nutzen Sie die Struktur des Pflegeprozesses 28
15. Tipp: Nutzen Sie die Informationssammlung 29
16. Tipp: Bedenken Sie die Vorgaben hinsichtlich des Stammblatts 30
17. Tipp: Bedenken Sie die Vorgaben hinsichtlich der Pflegeanamnese 31
18. Tipp: Schreiben Sie die Pflegeanamnese fort 32
19. Tipp: Schalten Sie bei der Informationssammlung den fachlichen Filter ein 38
20. Tipp: Beachten Sie die nonverbalen Informationen 39
21. Tipp: Beziehen Sie Informationen zur Biografie mit ein 41
22. Tipp: Betreiben Sie eine wertschätzende und fachlich einwandfreie Pflegediagnostik 44
23. Tipp: Lösen Sie Probleme – aber eben die richtigen 47

24. Tipp: Beachten Sie die Vorgaben des MDK hinsichtlich
der Pflegeplanung 49

3 Die Pflegeplanung – Eine gute Struktur ist die halbe Miete 50

25. Tipp: Benutzen Sie so viele Pflegeplanungsblätter wie nötig 50
26. Tipp: Unterscheiden Sie zwischen einzelnen Pflegebedarfssituationen .. 50
27. Tipp: Nutzen Sie die Pflegeplanung, um einen problemhaften
Prozess wirklich zu analysieren 51
28. Tipp: Stricken Sie sich einen roten Faden für die Pflegeplanung 52
29. Tipp: Das TUM-Prinzip 53
30. Tipp: Was mögen Sie lieber: Ressource oder Problem? 55
31. Tipp: Geben Sie jeder Pflegebedarfssituation eine Überschrift 57
32. Tipp: Nutzen Sie das PESR-Format 58
33. Tipp: Benennen Sie immer eine Ursache 59
34. Tipp: Beschreiben Sie Merkmale 60
35. Tipp: Machen Sie klar, was das Ziel sein soll 60
36. Tipp: Formulieren Sie Ziele klar und eindeutig 64
37. Tipp: Beschreiben Sie konkrete, nachprüfbare Ziele 64
38. Tipp: Seien Sie bei der Zielformulierung ehrlich 65
39. Tipp: Beachten Sie die drei Ebenen von Zielen 65
40. Tipp: Überprüfen Sie, ob Nah- oder Fernziele sinnvoll sind 66
41. Tipp: Maßnahmen sind wie »Kochrezepte« 66
42. Tipp: Finden Sie die richtige Maßnahme für die Klientin 67
43. Tipp: Nutzen Sie noch einmal die gesammelten Informationen 67
44. Tipp: Beziehen Sie die Klientin und ihre soziale Situation
unbedingt mit ein 68
45. Tipp: Seien Sie genau in Ihrer Formulierung der Maßnahmen 69
46. Tipp: Beachten Sie die Form der Hilfeleistung 70
47. Tipp: Gehen Sie exakt mit dem Begriff der »Selbstständigkeit« um 71
48. Tipp: Beziehen Sie erschwerende Faktoren mit ein 72
49. Tipp: Nutzen Sie Pflegediagnosen innerhalb des Pflegeprozesses 73
50. Tipp: Lassen Sie sich von den Vorteilen der Pflegediagnosen begeistern 73
51. Tipp: Beziehen Sie Pflegediagnosen Schritt für Schritt
in den Pflegeprozess ein 74
52. Tipp: Verwenden Sie die Original-Pflegediagnosen 74
53. Tipp: Werden Sie zu einer Frageexpertin, oder: »Fragen Sie Löcher
in den Bauch« 74
54. Tipp: Bedenken Sie, wie das, was Sie schreiben, auf andere wirkt 75

55. Tipp:	Verbinden Sie die Pflegeplanung mit dem Pflegebericht	76
56. Tipp:	Dokumentieren im Pflegebericht – aber richtig	79
57. Tipp:	Dokumentieren Sie mit Struktur	80
58. Tipp:	Beachten Sie die Anforderungen an die Eintragungen	80
59. Tipp:	Beachten Sie die MDK-Anforderungen an einen Pflegebericht	81
60. Tipp:	Formulieren Sie mit Sinn und Verstand	82

4　Die Pflegeplanung – Basis für kreative und liebevolle Pflege ... 84

61. Tipp:	Sie pflegen so, wie Sie sich fühlen	85
62. Tipp:	Fordern Sie sich – dann fördern Sie die Klientin	85
63. Tipp:	Seien Sie offen für Überraschungen	86
64. Tipp:	Entdecken Sie die gute Absicht	86

5　Die Pflegeplanung – So bringen Sie sie zu Papier ... 88

65. Tipp:	Gute Kenntnisse machen Lust aufs Schreiben	88
66. Tipp:	Vergessen Sie die »Expertensprache«	88
67. Tipp:	Wählen Sie eine günstige Tageszeit zum Schreiben	88
68. Tipp:	Bewegen Sie sich beim Denken	89
69. Tipp:	Vergessen Sie das Trinken nicht	89
70. Tipp:	Nutzen Sie Übungen aus dem Brain Gym®	90

6　Die Pflegeplanung – Ohne Anforderungen geht es nicht ... 91

71. Tipp:	Beachten Sie die Anforderungen der nationalen Expertenstandards	91
72. Tipp:	Akzeptieren Sie die methodische Hilfe der Standards	93

7　Die Pflegeplanung – Beispiele helfen weiter ... 94

73. Tipp:	Pflegeplanung für eine häusliche Situation	94
74. Tipp:	Von der Anamnese zur Planung – ein Beispiel	95
75. Tipp:	Beispiel einer Pflegeplanung bei intimen Versorgungen	98
76. Tipp:	Beispiel einer Pflegeplanung bei Weglauftendenz	99
77. Tipp:	Beispiel einer Pflegeplanung bei Dekubitusgefahr	100
78. Tipp:	Beispiel einer Pflegeplanung bei Sturzgefahr	101
79. Tipp:	Beispiel einer Pflegeplanung bei Wahnvorstellungen	101
80. Tipp:	Beispiel einer Pflegeplanung bei Ablehnung von Körperpflege	102
81. Tipp:	Beispiel einer Pflegeplanung bei Angst	103
82. Tipp:	Beispiel einer Pflegeplanung bei Misstrauen	104

8 Die Pflegeplanung – Ein Thema für die Führungsebene ... 105

83. Tipp: Werden Sie kompetent 105
84. Tipp: Holen Sie sich Inspirationen 105
85. Tipp: Achten Sie auf Ihre wahre Einstellung – und ändern Sie sie ggf. ... 108
86. Tipp: Prüfen Sie die Rahmenbedingungen 109
87. Tipp: Gestalten Sie den Pflegeprozess klientennah 109
88. Tipp: Vervollkommnen Sie Ihre Zeitplanung 110
89. Tipp: Bringen Sie Ordnung in Ihre Pflegedokumentationsmappe 114
90. Tipp: Seien Sie kritisch bei EDV-Unterstützung 114
91. Tipp: Klären Sie die Begrifflichkeiten 115
92. Tipp: Erweisen Sie der Pflegeplanung gegenüber Wertschätzung 116
93. Tipp: Nutzen Sie Ihre Stellung als Vorgesetzte 116
94. Tipp: Lassen Sie im Team arbeiten 117
95. Tipp: Nutzen Sie die Supervision 117
96. Tipp: Seien Sie selbstkritisch 118
97. Tipp: Inszenieren Sie gekonnt Fortbildungsprogramme 118
98. Tipp: Gute Fortbildung braucht Zeit und Kompetenz 120
99. Tipp: Denken Sie an die Nachhaltigkeit der Schulung 120
100. Tipp: Lassen Sie die Mitarbeiterinnen teilhaben 121

Schlusswort 122

Literatur 123

Register 125

»Für S.
Was immer du tun kannst,
oder wovon du träumst, dass du es kannst:
Fang es an.
Kühnheit birgt Genie,
Kraft und Magie in sich.
Fang es jetzt an!«

(JOHANN WOLFGANG VON GOETHE)

VORWORT ZUR 2., AKTUALISIERTEN AUFLAGE

Mit einigem Abstand zu meiner aktiven Arbeit in der Pflege habe ich dieses Buch aktualisiert. Auch wenn es eine kleine Weile her ist, dass ich die letzte umfangreiche Pflegeplanung geschrieben habe, so ist mein Denken dazu frischer denn je und mein Erfahrungsschatz größer.

Ein aktuelles Beispiel: Meine Partnerin Sandra Masemann und ich gaben kürzlich ein Training zum Thema »Kommunikation« in einem Altenpflegeheim. Schwerpunkt war die erfolgreiche Kommunikation mit Bewohnern und deren Angehörigen. Speziell ging es darum, Bewohnern, z. B. mit Pflegestufe 1, auch einmal mit einem freundlichen Nein auf mögliche Wünsche zu entgegnen. Dabei handelte es sich um Wünsche, wie das fünfte Klingeln im Spätdienst, weil die Gardine noch weiter zugezogen werden sollte. Gerade solche Wünsche sind heikel und vielen Pflegekräften fällt es schwer, den Bewohnern zu sagen: »Frau Schmidt, bitte ziehen Sie die Gardine selber zu. Ich komme später zur Abendversorgung und unterstütze Sie bei der Körperpflege.«

Es gibt viele Gründe, warum es Pflegekräften schwer fällt, freundlich und deutlich Grenzen aufzuzeigen. Da spielt ein mögliches Helfersyndrom ebenso eine Rolle wie die Angst vor Ablehnung. Ein weiteres Beispiel ist die Klage über die fehlende Einsicht von Bewohnern. Da heißt es dann, wie es an diesem Tage gesagt worden ist: »Ach, die Frau S.! Die lässt sich immer so viel Zeit. Dabei kann die doch alles selber! Wir stehen ewig daneben, während sie sich unendlich langsam wäscht. Und dann zieht sie sich auch noch in Zeitlupe an, aber wir sollen dabei bleiben, weil sie ja fallen könnte … Dabei sitzen uns die Klingel und die Wünsche der anderen Bewohner im Nacken.«

Würde daraus eine klassische Pflegeplanung, stünde auf dem Pflegeplanungsblatt:

Problem:
Frau S. lässt sich sehr viel Zeit bei der Pflege.
Ressource:
Sie könnte sich selber versorgen.

In unserem Training kam nach einer Gesprächsrunde mit analysierendem Frageteil etwas ganz Anderes heraus, das die Sichtweise und Beurteilung der Pflegekräfte positiv veränderte: Die Pflegekräfte berichteten schließlich, dass Frau S. an Krebs erkrankt war. Ihr Ehemann war sehr besorgt, arrangierte einen Arzttermin nach dem anderen und der Bewohnerin wurde das alles zu viel. Der Ehemann war zudem übervorsichtig, machte für sehr viele Unterstützungssituationen Vorgaben, die die Pflegekräfte alle berücksichtigt sollten. Frau S. selber sagte wenig. Sie ließ sich eben nur sehr viel Zeit bei allem. Mit diesen Informationen lautete die Pflegeplanung ganz anders:

FEEL Existenzielle Erfahrungen
Frau S. ist dabei, ihre Diagnose Krebs zu kompensieren. Sie erfährt mehr Unterstützung und Verantwortung als gewünscht von ihrem Ehemann. Sie selber spricht aber gegenüber Pflegekräften nicht über ihre Gefühle und Gedanken ...

Mit wenigen Informationen wandelt sich hier die Situation. Sie können sich denken, dass die Pflegeplanung jetzt erst anfängt, denn sie verbessert als Analyseinstrument die Situation der Bewohnerin, weil die Pflegekräfte wesentlich bedürfnisorientierter auf sie blicken.

Das ist auch eine meiner wesentlichen Aussagen zur Pflegeplanung: Ändern Sie Ihre Sichtweise und die Pflegeplanung ändert sich. Nutzen Sie dieses Mittel, um es sich und den Klienten leichter zu machen.

Wennigsen, im Mai 2012   Barbara Messer

EINLEITUNG

»Wieder einmal Pflegeplanung«, das werden sicherlich viele denken, die dieses Buch in die Hand nehmen. Aber es gibt gute Gründe, sich immer und auch immer wieder neu mit diesem Thema zu beschäftigen.

Für mich als Altenpflegerin gibt es einen wesentlichen Grund, warum ich mich so sehr der Pflegeplanung verschrieben habe: Es ist eine wunderbare Möglichkeit, die eigene Pflegeleidenschaft für eine Klientin so optimal und professionell wie möglich zu gestalten. Es reizt mich nach wie vor, meine eigene Pflegehaltung zu reflektieren und zum Ausdruck zu bringen. Und die Pflegeplanung fordert meine »Analysefähigkeit« heraus.

Mit diesen 100 Tipps zur Pflegeplanung möchte ich Ihnen wirklich Lust auf die Pflegeplanung und damit auf die Pflege alter Menschen machen.

Aber ich weiß auch, dass das Thema »Pflegeplanung« vielfach nur noch mit hochgezogenen Augenbrauen bedacht wird. Dennoch:

»Der Mullah, ein Prediger, kam in einen Saal, um zu sprechen. Der Saal war leer, bis auf einen jungen Stallmeister, der in der ersten Reihe saß.

Der Mullah überlegte sich: »Soll ich sprechen oder es lieber bleiben lassen?«

Schließlich fragte er den Stallmeister:

»Es ist niemand außer dir da, soll ich deiner Meinung nach frei sprechen oder nicht?«

Der Stallmeister antwortete: »Herr, ich bin ein einfacher Mann, davon verstehe ich nichts. Aber wenn ich in einen Stall komme und sehe, dass alle Pferde weggelaufen sind und nur ein einziges dageblieben ist, werde ich es trotzdem füttern.«

Der Mullah nahm sich das zu Herzen und begann seine Predigt … Er sprach über zwei Stunden lang. Danach fühlte er sich erleichtert und glücklich und wollte durch den Zuhörer bestätigt wissen, wie gut seine Rede war.

Er fragte: »Wie hat dir meine Predigt gefallen?«

Der Stallmeister antwortete: »Ich habe bereits gesagt, dass ich ein einfacher Mann bin und von so etwas nicht viel verstehe. Aber wenn ich einen Stall komme und sehe, dass alle Pferde außer einem weglaufen sind, werde ich es trotzdem füttern. Ich würde ihm aber nicht das ganze Futter geben, das für alle Pferde gedacht ist.«[1]

---

[1] Blenk, D.: Inhalte auf den Punkt gebracht. Beltz: Weinheim, Basel, Berlin 2003.

Was ich mit dieser Geschichte sagen möchte: Pflegeplanung ist mein Leib- und Magenthema. Aber ich will Sie mit meiner Leidenschaft für dieses Thema nicht verschrecken! Ich versuche einfach, Sie nicht mit dem »ganzen Futter« zu überwältigen.

Nutzen Sie das Buch, wie Sie es für richtig halten:
Nutzen Sie es als Appetitanregung.
Verarbeiten Sie so viel, wie Ihnen gut tut.
Lesen Sie es kreuz und quer.
Oder lesen Sie es von Anfang bis Ende.

1 PFLEGEPLANUNG – EINE GESCHICHTE VOLLER MISSVERSTÄNDNISSE

1. Tipp: Vergessen Sie vieles, was Sie bisher über Pflegeplanung gehört haben

Derzeit ist es üblich, die Pflegeplanung mit dem gesetzlichen Druck und mit pflegewissenschaftlichen Erkenntnissen zu begründen. Beide Argumentationen sind berechtigt, jedoch verursachen sie auch Druck. Ich sehe die Pflegeplanung als eine echte Chance, konzentriert und im Sinne der Klientin über die Pflege nachzudenken.

Eine gute Pflegeplanung bietet die Chance,
- im Pflegealltag innezuhalten und die eigene Arbeit zu reflektieren;
- die Pflege so zu gestalten, dass sie der Lebenssituation, den Fähigkeiten und Bedürfnissen der Klientin entspricht (so weit wie möglich);
- die gesammelten Informationen über eine Klientin in die Pflege zu integrieren;
- die Liebe und professionelle Haltung zum Beruf, den Klientinnen und der Pflege auszudrücken;
- auch einmal quer zu denken, Kritik wahrzunehmen und einiges zu ändern;
- sich von Vorgaben zu lösen und eigene Wege zu gehen.

2. Tipp: Machen Sie sich frei von engen Vorstellungen, wie eine Pflegeplanung zu sein hat

Jede Dozentin, Referentin, jede Lehrerin für Pflege hat ihr eigenes Verständnis von »der optimalen Pflegeplanung«, von dem, »wie es sein soll«. Darüber hinaus schlägt jedes Buch zu diesem Thema eine andere Version vor. Auch jede Mitarbeiterin des MDK oder der Heimaufsicht vor Ort hat auch noch genaue und natürlich unterschiedliche Erwartungen an eine Pflegeplanung. Es gibt viele Ansichten über die »gute Pflegeplanung«. Allerdings können die Menschen, die vorgeben, wie eine gute Pflegeplanung auszusehen hat, es Ihnen selten am tatsächlichen Bewohnerbeispiel zeigen. Um der Situation gelassen und konstruktiv entgegenzusehen, schlage ich Ihnen Folgendes vor:

Stehen Sie mutig und selbstbewusst zu Ihrer eigenen Form der Pflegeplanung. Bedenken Sie jedoch, dass der Bewohner in seiner Individualität und Vielfalt gut und stimmig abgebildet ist.

Wenn eine Pflegeplanung inhaltlich steht, wenn also alles Wesentliche über die Klientin erfasst worden ist, dann kann über die Form nachgedacht werden.

Fragen Sie Mitarbeiterinnen des MDK oder der Heimaufsicht, mit welcher Begründung sie bestimmte formale Forderungen an die Pflegeplanung stellen. Warten Sie die Antwort ab und hinterfragen Sie diese aus Ihrer fachlich-praxisnahen Sicht heraus. Reden Sie darüber. Bitten Sie die Mitarbeiter um Vorschläge für die Pflegeplanung, die sie eben gerade kritisiert haben.

Bitten Sie darum, die – eben noch kritisierte Pflegeplanung – einmal auf der inhaltlichen und nicht formellen Ebenen zu betrachten. Damit sollte der Pflegebedarf der Klientin ausreichende deutlich werden.

Arbeiten Sie als Pflegekraft ergebnisorientiert mit Ihren Kolleginnen und Ihrer Vorgesetzten zusammen, wenn es darum geht, »die optimale Version der Pflegeplanung« für Ihre Einrichtung zu entwickeln.

Tipp für das Management: Schaffen Sie eine Version der Pflegeplanung, die zu dem Schreib- und Denkstil Ihrer Mitarbeiterinnen passt.

Es ist spannend, in welcher Tradition wir stehen, wenn wir auf die Geschichte der Pflegeplanung schauen – hier ein paar Auszüge:

- »Die Ursprünge der Pflegeplanung liegen in den USA der fünfziger Jahre, zahlreiche Pflegetheoretikerinnen wie Hildegard Peplau, Ida Jean Orlando, Ernestine Wiedenbach oder Virginia Henderson waren an dieser Entwicklung sehr interessiert und beteiligt.
- 1960 erschienen die ersten Fachartikel über die Pflegeplanung.
- Die systematische Einführung in amerikanischen Kliniken erfolgte ab 1970.
- Kurze Zeit später erreichte diese Idee Großbritannien. Dort erschien 1979 das erste Lehrbuch zur Pflegeplanung.
- Im deutschsprachigen Raum übernimmt Liliane Juchli bereits 1974 das auf Henderson basierende Konzept in ihr Pflege-Lehrbuch
- 1981 erschien das erste spezielle deutschsprachige Buch zur Pflegeplanung von Fiechter/Meier
- Seit den 1990er Jahren setzt sich die Pflegeplanung auch in der deutschen Pflegepraxis zunehmend durch. Monika Krohwinkel trug mit ihrer Forschungsstudie zur Versorgung nach einem Schlaganfall (Apoplex) wesentlich dazu bei.

- Die Qualitätsmaßstäbe der gesetzlichen Pflegeversicherung machten Pflegeplanung ab 1995 zum State of the Art der pflegerischen Arbeitsvorbereitung.
- Sowohl im deutschen, als auch im österreichischen Krankenpflegegesetz ist die Pflegeplanung verankert.«[2]

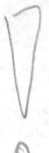

Im Folgenden möchte ich auf drei wesentliche Aspekte eingehen, die erklären können, warum »das Ganze so schwer ist«:
1. Die Pflegeplanung kommt aus der Krankenpflege.
2. Die Pflegeplanung bleibt in der Ausbildung bloße Theorie.
3. Die Pflegeplanung wird für den MDK geschrieben.

1. Die Pflegeplanung kommt aus der Krankenpflege.

In der Krankenpflege finden wir jedoch ganz andere Bedingungen und Situationen für die Pflege und vor allem für die Patienten vor als in deren Häuslichkeit. Dort wird der Alltag gestaltet, im Krankenhaus werden »Kranke« versorgt.

Patienten sind oft nur kurze Zeit in der Klinik. In dieser Zeit wird eine an der Erkankung und ihren Folgen orientierte Pflegeplanung erstellt.

2. Die Pflegeplanung bleibt in der Ausbildung bloße Theorie.

Die Pflegeplanung wird an diversen Ausbildungsstätten immer wieder anders aufbereitet. Meist orientiert man sich an den A(B)EDL- oder ATL, wobei sich die Theorie oft auf die Struktur der Anamnese beschränkt. Zusätzlich sind die angefertigten Pflegeplanungen recht umfangreich, weil die Schüler ja auch das Formulieren üben sollen. Und diese schulischen Pflegeplanungen beziehen den typischen Alltag nicht immer mit ein. »Die Schülerinnen lernen die Bedeutung der prozesshaften Pflege in kleinen, genauen Schritten kennen. Bei jedem einzelnen Schritt steht der Lerneffekt im Vordergrund. Sie werden geschult, den Sinn und Zweck der Pflege in umfassender Art und Weise zu verstehen, zu begründen und geplant durchzuführen. Diese Methode ist aufgrund der intensivierten Lernform sehr detailliert und zeitaufwendig. Erst mit zunehmender Erfahrung und erweiterten Fachkenntnissen werden Schülerinnen in der Lage sein, den Kern der Pflegeplanung zu erkennen und von der didaktischen zur praktischen

---

[2] http://de.wikipedia.org/wiki/Pflegeplanung

Pflegeplanung zu gelangen. Die theoretische (didaktische) Pflegeplanung ist ein Lehr- und Lernmittel, um professionelle Pflege zu lernen und zu verstehen.«[3]

Wenn Schüler anschließend in den Einrichtungen erleben, dass die Pflegeplanung, die sie an der Schule lernten, nicht zu dem passt, was in den Einrichtungen vermittelt wird, erleben sie einen Konflikt. Insofern sollte die Schule verschiedene Formen der Pflegeplanung vorstellen und die Analyse- und Diagnosefähigkeit der Schülerinnen entwickeln.

3. Die Pflegeplanung wird für den MDK geschrieben.
Mittlerweile werden Pflegeplanungen eher für den MDK geschrieben als für die Pflegekunden. Die Pflegekräfte sind stark verunsichert und machen sich eher Gedanken zur Form der Pflegeplanung als zum Inhalt. Tatsächlich gibt es die aberwitzigsten Interpretationen von Anforderungen des MDK und anderen Aufsichtsinstanzen:

Hier ein paar Beispiele, die wir bei Schulungen gehört haben:
- Zu jeder AEDL gehören ein Problem und eine Ressource!
- Gefühle dürfen benannt werden, können aber nicht überprüft werden!
- Erhaltung von Ressourcen oder Fähigkeiten dürfen keine Ziele sein!
- Es muss immer Fern- und Nahziele geben!
- Jede Maßnahme muss planbar sein (speziell bei EDV-Dokumentation)!

Die Gutachter des Medizinischen Dienstes haben natürlich höchst individuelle Einschätzungen und Kritik an Pflegeplanungen, was noch mehr verunsichert. Kommen noch die anderen Vorgaben hinzu, gerät auch der flüssigste Schreiber ins Stocken. Wenn ich beim Erstellen einer Pflegeplanung ständig Vorgaben beachten muss, wie: »Immer ein Problem und dazu eine Ressource«, »immer ein Fern- und Nahziel«, »das und das darf ich überhaupt nicht schreiben«, dann habe ich natürlich eine Schreib- und Denkblockade nach der nächsten.

---

[3] Budnik, B.: Pflegeplanung – leicht gemacht. Urban & Fischer, München, Jena, 1999, S. 23

3. Tipp: Gehen Sie entspannt an die Pflegeplanung heran

Die meisten Pflegekräfte reagieren mit Verspannung und Druck auf das Schreiben von Pflegeplanungen, weil es in gewisser Weise an alte Schulzeiten erinnert. Kreativität und Schreibfreude können in diesem Klima nicht gedeihen.

Außerdem: Wenn wir eine Pflegeplanung schreiben, geben wir viele unserer Gedanken preis. Wir offenbaren, wie wir über einen Menschen denken, welche Wörter uns zur Verfügung stehen und wie wir mit Fachbegriffen umgehen. Viele von uns haben sich bei der Wahl des Berufes danach gerichtet, dass sie helfen wollen, dass sie mit Menschen arbeiten wollen. Nun sitzen sie da: »Es soll doch geschrieben werden.« Mit hohem Anspruch, aber wenig guten Beispielen oder Vorbildern.

Aus der Neurodidaktik ist aber bekannt, dass ein entspanntes, gut gelauntes Gehirn viel aufnahmebereiter, kreativer und merkfähiger ist. Konkret heißt das:

- Gehen Sie locker an die Beschreibung der Klientinnensituation heran.
- Lassen Sie Ihren Gedanken freien Lauf.
- Schreiben Sie zunächst Ihre Ideen, Beobachtungen und Erkenntnisse über die Klientin nieder und bringen Sie sie anschließend in die richtige Form.
- Beachten Sie auch die Tipps zum Thema in Kapitel 4.
- Lassen Sie sich nicht verrückt machen: »Es ist noch kein Meister vom Himmel gefallen!«
- Drücken Sie den »Gefällt mir«-Button wie bei facebook. Soll heißen: Nutzen Sie die Kraft von selbsterfüllenden Prophezeiungen und sagen Sie zur Pflegeplanung: »Gefällt mir.« Sie verstärken die Wirkung, wenn Sie Folgendes sagen können:
- Der Bewohner ist in seiner Lebenswelt erfasst. Seine Bedürfnisse sind bekannt und können (endlich) berücksichtigt werden.
- Er fühlt sich besser aufgehoben und meine Pflegemaßnahmen treffen auf den Punkt.
- Ich habe etwas Gutes bewirkt!

4. Tipp: Gehen Sie mit Humor an die Pflegeplanung heran

Das Schreiben von Pflegeplanungen hat einen hohen kreativen Anteil und daher gilt:
1. Pflegeplanungen dürfen auch mal humorvoll sein.
2. Pflegeplanungen können spielerisch angegangen werden.

»Die neurologische Forschung weist Effekte des Spielens auf die Entwicklung des Gehirns nach. Spielen wirkt sich insbesondere auf den präfrontalen Cortex, das Entscheidungszentrum im Gehirn, aus. Wer nicht spielt, dessen Gehirnzellen entwickeln sich zurück.«[4]

Wer sagt denn, dass Pflegeplanungen langweilig und streng sein müssen? Lassen wir – zu Ihrer Motivation – einen weisen Menschen zu Wort kommen: »Je mehr Vergnügen du an einer Arbeit hast, und je mehr du dieses Vergnügen mit anderen teilst, umso besser wird die Arbeit bezahlt«, sagte Mark Twain. Für die Pflege heißt das: Wenn eine Pflegeplanung richtig gut ist, steigt die Chance, dass der Bewohner in seiner Pflegestufe nach oben rutscht. Es macht sich also tatsächlich bezahlt!

Humor steigert die Produktivität, humorvolle Menschen sind leistungsfähiger und flexibler, ihnen steht ihr kreatives Kapital besser zur Verfügung. Gute Stimmung bedeutet gute Leistung.

In den letzten Jahren als Referentin für Pflegeplanungen erlaubte ich mir mit viel Freude, variantenreich über Pflegeplanungen nachzudenken. Dabei entstanden auch humorvolle Pflegeplanungen, wie Sie in der anschließenden Tabelle sehen können.

Tabelle 1: Pflegeplanung mit Humor.

Situationsbeschreibung		Ziele	Maßnahmen
1. 15.11.11	Motivation, eingeschränkt Ursachen:	Die Pflegekräfte äußern auf Nachfragen Sicherheit beim Schreiben einer Pflegeplanung.	Die PDL überprüft die Rahmenbedingungen und die Zusammenstellung der Pflegedokumentation.

---

[4] Quelle: managerSeminare Heft 167, 2012. S. 27

Situationsbeschreibung	Ziele	Maßnahmen
Unsicherheit im Formulieren und Angst, Fehler zu machen. Die Pflegekräfte äußern auf Nachfragen, dass sie ungern Pflegeplanungen schreiben. Sie vermeiden es, die ihnen zugeteilten Pflegeplanungen zu erstellen. Die erstellten Pflegeplanungen weisen einen akuten Verbesserungsbedarf auf. Die bisherigen Motivationsversuche und Beratungen des Managements fruchten nicht.	Sie sind sicher bei der Formulierung. Alle Pflegeplanungen sind nach menschlichen und fachlichen Kriterien einwandfrei.	Sie geht mit gutem Beispiel voran, unterstützt die Pflegekräfte konkret beim Erstellen von Pflegeplanungen. Schulungen durch externe Referenten, inkl. anschließendem »Training on the job«. Fachliteratur und Ordner mit Formulierungen sowie Beispielpflegeplanungen stehen in jedem Wohnbereich zur Verfügung.

5. Tipp: Erlauben Sie sich eine »Kopfstand-Pflegeplanung«

Die Kopfstand-Pflegeplanung entstand in einem Seminar, das ich in einem Altenheim abhielt, in dem ein sehr enger und strenger Umgang mit der Pflegeplanung gepflegt wurde. Die Kopfstandmethode stammt aus dem Bereich der Moderation und kommt dort als klassische Brainstormingfrage zum Einsatz. Ihre Wirkung liegt speziell darin, dass sie Dinge (oder Fragestellungen oder Situationen etc.) auf den Kopf stellt. Durch das Auf-den-Kopf-Stellen fallen mögliche kreativitätshindernde Mechanismen weg.

Ein Beispiel:
Eine Einstiegsfrage im Qualitätszirkel eines Altenheimes wäre: »Wie können wir dafür sorgen, dass unsere Einrichtung hier im Stadtteil so unbekannt wie möglich ist?«

Es werden Möglichkeiten gesammelt, wie bspw.: unfreundlich am Telefon sein; über die eigene Einrichtung schlecht in der Öffentlichkeit reden; keine Hinweise auf Aktionen im Hause in die örtliche Presse geben; den

Eingangsbereich des Hauses weitgehend unattraktiv gestalten usw. Diese Liste ist sicherlich beliebig weiter zu führen.

Wesentliches Merkmal ist, dass die Gedanken ungehinderter herauskommen, wenn die »Polizei im Kopf« nicht gleich alarmiert ist. Anschließend werden diese Gedanken und Ideen natürlich dann ins Positive gedreht.

Ich konnte oft erleben, dass mit dieser Methode als »vertrackt« empfundene Pflegesituationen leichter angegangen werden können.

- Versuchen Sie diese Methode einmal an folgenden Beispielen:
- Eine Klientin lehnt das Trinken ab.
- Eine Klientin möchte bei hohem Dekubitusrisiko immer auf dem Rücken liegen.
- Eine Klientin sucht ihre Mutter.
- Eine Klientin versteckt ihr Hörgerät.

6. Tipp: Betrachten Sie Fehler als nützlich

In unserer Gesellschaft ist es meist nicht üblich, Fehler zu machen. Dabei zeigen Fehler lediglich an, dass etwas fehlt. Fehler sind das (kleine) Risiko, das wir eingehen, um neue Möglichkeiten zu erschließen. Fehler sind prima, weil sie anzeigen, dass wir uns bewegen. Fehler in der Pflegeplanung zu machen, ist also vollkommen in Ordnung!

Jeder Mensch macht (in der Regel) nicht absichtlich Fehler, sondern hält das, was er macht, für richtig. Hielte er es für falsch und würde es demnach als Fehler erkennen, würde er es richtig machen. Kein Kind rechnet absichtlich falsch oder schreibt absichtlich ein Wort falsch, niemand schlägt beim Tennis absichtlich daneben oder lässt beim Jonglieren absichtlich den Ball fallen. So gesehen macht niemand einen Fehler.[5] Das ist das Erste: Fehler sind nützlich. Das Zweite ist: Fehler müssen bekannt werden, sonst nützen sie nichts.

Dafür braucht es Mut. Das Ergebnis sollte sein, dass sich die Pflegekraft entspannen kann, und auf einen Fehler in einer Pflegeplanung angesprochen, könnte sie z. B. folgendermaßen reagieren:
- Was könnte ich anders machen?
- Was würdest Du da beschreiben und planen?
- Hast Du eine Idee, wie ich es anders machen könnte?

---
5 Maier, C.: Spielraum für Wesentliches. Bildung und Wissen Verlag, Nürnberg 2000.

Was fällt auf? Der komplette Verzicht auf ein schlechtes Gewissen! Selbstbewusst und entspannt beschäftigt sich diese Pflegekraft mit der Lösung, mit der Veränderung, statt sich mit Rechtfertigungen abzugeben und damit ein schlechtes Gefühl zu bekommen.

Angesehen davon ist es auch für Kollegen leichter. Gucken Sie gemeinsam, wie Sie Rahmenbedingungen oder Vorgehensweisen verbessern daraus lernen können.

7. Tipp: Seien Sie nicht zu perfekt

Perfektionismus kann uns im Weg stehen. Er setzt uns unter Stress und blockiert damit auch wieder unseren Denk- und Schreibfluss. Vermutlich ist falsch verstandener Perfektionismus einer der größten Stressfaktoren bei der Pflegeplanung. Auch ein falsch verstandener Konkurrenzdruck unter den Pflegekräften, nach dem Motto: »Wer schreibt die fachlich hochwertigste Pflegeplanung?«, kann sich zu ungutem Druck auswachsen.

Nutzen Sie stattdessen Kreativitätstechniken wie MindMap, um Ihre Gedanken und Ideen zu sammeln und zu sortieren. Bleiben Sie locker – denn wie heißt es so schön: »Rom ist auch nicht an einem Tag erbaut worden«.

Wenn Sie Befürchtungen wegen der einen oder anderen Formulierung haben, bedenken Sie Folgendes: Sie können die Person oder Institution, von der Sie Kritik bekommen, um eine andere Formulierung bitten. Vielleicht findet sich im Dialog eine Formulierung, die beide Seiten schätzen.

8. Tipp: Beschreiben Sie, statt zu erklären oder zu interpretieren

Eine Pflegeplanung ist im Prinzip ganz einfach: Sie beschreiben Situationen. Sie müssen sie nicht interpretieren oder erklären. Statt lange nach einer Erklärung zu suchen, beschreiben Sie, was wahrzunehmen ist.

> **Beispiel**
>
> **Angst**
> Ursache: Bew. hat Angst vor dem Sterben
> Beschreibung: Bew. äußert verbal bei allen Kontakten, dass sie Angst vor dem Sterben hat. Ihr ist nach dem letzten Hausarztbesuch die Diagnose Krebs noch einmal sehr deutlich geworden. Sie bittet Pflegekräfte um mehr Unterstützung als normal üblich.
> Das hört sich anders an, als wenn ich nur schreibe: Bew. hat Angst.
> Mir selber hilft es immer sehr, wenn ich mir vorstelle, ich setze die Klientin gedanklich auf einen Stuhl und beschreibe ganz in Ruhe, was ich wahrnehme.
> Gehören Sie auch zu den Menschen, die gern einen Fernsehkrimi schauen? Es gibt da immer eine Situation, die wir für die Pflegeplanung nutzen können. Die Beschreibung des Tatbestandes, die so klingen kann: »Männliche Leiche, bekleidet mit einem braunen Tweedmantel, liegt drei Meter neben der Isar, daneben liegt eine schwarze Tasche. Alter: vermutlich ca. 30 Jahre alt. Es führen Wagenspuren bis an den Fundort heran.«
> Das sind noch keine Interpretationen (der Kommissar kommt schließlich erst noch), sondern ausschließlich Tatsachen. So können wir auch bei der Pflegeplanung vorgehen.

Wenn Sie etwas beschreiben, sind Sie neutral. Tatsachen, Zustände oder Situationen, die andere Menschen ähnlich sehen, können Sie beschreiben. Sicher gibt es Nuancen, die z. B. eine Kollegin anders sehen würde. Darüber lässt sich dann aber sprechen.

Wenn Sie etwas beschreiben, sind Sie nicht wertend. Damit fällt Ihnen auch unmittelbar die Formulierung leichter. Sie müssen auch nicht unterscheiden, ob etwas ein Problem oder eine Ressource ist. Tabelle 2 zeigt Ihnen, wie Sie etwas beschreiben können. Dazu gehören auch präzise Angaben.

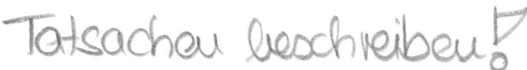

Tabelle 2: Beschreiben mit präzisen Angaben.

Möglichkeiten und Kriterien	Beispiele
	Hier werden die jeweiligen Situationen und Beobachtungen (Fähigkeiten, Bedürfnisse, Verhaltensweisen etc.) genau beschrieben
Messbare Daten	• Durchschnittliche Trinkmengen, BMI, Gewicht etc. • Zurückgelegte Meter • Stuhlganghäufigkeiten • Vitalwerte • Etc.
Aussagen des Klienten Zitieren Sie! Das macht vieles deutlich und Sie brauchen nicht zu werten.	• Ø jeden 2. Morgen sagt sie zur PK, wenn diese ihr Unterstützung bei der Körperpflege anbieten will: »Ich bin schon fertig – habe alles allein gemacht.« • »Bei der Intimpflege sagt Herr K. jedes Mal: Fass mich doch fester an und leg dich mal zu mir!« • In der Nacht kommt Frau G. Ø 4 Mal und sagt ungefähr: »Sie kommen wieder, mach die Tür zu.« Anschließend in ihrem Zimmer stellt sie den Stuhl von innen vor die Tür.
Eindeutig beobachtbare Tatsachen	Fähigkeiten wie: • Isst mundgerecht vorbereitete Nahrung selbst • Wäscht unter Anleitung Gesicht und Hände selbst • Wählt unter bereitgehaltener Kleidung ein Teil aus • Wendet sich bei Hilfewunsch an Pflegekräfte
Risikofaktoren Es ist sinnvoll, individuelle Risikofaktoren aufzuschreiben, damit entsprechend dazu Maßnahmen ausgewählt werden können. Bleibt es bei solch knappen Beschreibungen wie: »Dekubitusgefahr« oder »Sturzgefahr« fehlt sehr viel.	Genaue Benennung von Risikofaktoren für • Harninkontinenz • Dekubitusgefahr • Sturzgefahr • Mangel- oder Fehlernährung • Schmerzen etc.

Möglichkeiten und Kriterien	Beispiele Hier werden die jeweiligen Situationen und Beobachtungen (Fähigkeiten, Bedürfnisse, Verhaltensweisen etc.) genau beschrieben
Beispiel: Es sind andere Maßnahmen erforderlich, wenn es sich um intrinsische oder extrinsische Risikofaktoren handelt	Tipp: Nutzen Sie die Risikofaktoren, die Sie z. B. im Assessment (Bradenskala etc.) erfasst haben. Übertragen Sie diese einfach.
Darstellung von scheinbaren Widersprüchen	Beschreiben Sie einfach die Situationen, die Sie als widersprüchlich bezeichnen würden, z. B.: Wenn man Frau S. den Milch-Becher hinstellt, wirft sie ihn auf den Boden, sobald die Pflegekraft die Wohnung verlassen hat. Hinweis: Becher liegt auf Boden, Milch ist ausgelaufen. Frau G. sagt: »Ich war das nicht.«

9. Tipp: Vermeiden Sie »Unwörter«

In fast jeder Dokumentationsmappe finden sich Wörter, die das genaue Gegenteil von »genau« sind. Ich habe Ihnen einige »Unwörter« einmal in Tabelle 3 aufgelistet.

Tabelle 3: Unwörter und Tipps für gute Formulierungen.

Unwort	Stattdessen
»regelmäßig« Das Wort »regelmäßig« wird oft benutzt, um Häufigkeiten anzugeben, wie z. B.: »Führt regelmäßig ab« Meine provokante Antwort darauf: »Regelmäßig ist auch Heiligabend, das ist aber nur einmal im Jahr.«	Was genau soll wann und wie häufig sein?

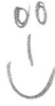

Unwort	Stattdessen
»ausreichend«, »genug« Die Wörter »ausreichend« und »genug« finden sich häufig bei Mengenangaben. Aber was genau ist wirklich »ausreichend«, was genau ist »genug«? Solange etwas nicht gemessen und bewertet ist, bleibt es ungenau und subjektiv.	Genaue Mengenangaben, die auf der Basis pflegewissenschaftlicher Erkenntnisse errechnet werden (Trinkmengen etc.). (z. B. genauer Kalorienbedarf, Trinkmenge usw.)
»Zustand erhalten« Wer das schreibt, lässt einen ungenauen und nebulösen Eindruck entstehen, um was es genau geht. »Etwas erhalten« ist darüber hinaus eine Tätigkeit.	Genau beschreiben, um was es geht. Beispiel aus dem Bereich der Zielformulierungen: »Frau XY wäscht weiterhin ihr Gesicht unter Anleitung.«
»aggressiv« Wenn die Bezeichnung »aggressiv« bzgl. einer Klientin ausgesprochen wird, wird diese Bewertung schnell zum Stempel. Nachfolgende Situationen werden mit selektivem Blick unter diesem Aspekt einsortiert. Vergessen werden dabei oft zwei Aspekte: 1. Sich »aggressiv« zu verhalten, weist darauf hin, dass ein Mensch evtl. gar keine andere Chance hat, seine Wünsche zu äußern. 2. Wir beziehen unser Verhalten, das vielleicht für eine Abwehr oder Ablehnung gesorgt hat, nicht mit ein.	• Herausforderndes Verhalten • Ablehnung • Abwehr Es bietet sich an, immer das eigene Verhalten zu beschreiben: »Als ich Frau XY die Bettdecke wegziehen möchte, schlägt sie mit der rechten Hand nach mir und zieht die Decke wieder hoch.«
»desorientiert« Der Begriff »desorientiert« als Bezeichnung für einen Zustand, in dem ein Mensch nicht ausreichend orientiert ist, reicht oftmals nicht für die tatsächliche Situation aus, die die Klientin erlebt. Verwende ich ausschließlich den Begriff »desorientiert« als Beschreibung in der Pflegeplanung, entsteht ein unklares Bild.	Verhalten konkret beschreiben: »Frau XY reagiert auf ihren Namen und persönliche Fotos mit Erkennen, sie spricht bei Hilfebedarf Pflegekräfte und nicht etwa andere Mitbewohner an. Sie nennt bei Nachfragen nicht ihr Geburtsdatum. Sie ist in ihrer situativen Orientierung eingeschränkt, verwendet Utensilien sachgemäß, nimmt jedoch auch die anderer Mitbewohner und legt diese wahllos im Wohnbereich ab.«

Unwort	Stattdessen
»normal« Was ist denn »normal«? Und für wen ist was »normal«? Was ist ein »normaler« Hautzustand, eine »normale« Gemütsstimmung, eine »normale« Stuhlgangmenge …?	Auch hier gilt wie bei allen anderen Punkten: genau und wertfrei beschreiben, Mengen, Zustände etc. genau benennen
»altersentsprechend« Häufig findet sich der Begriff »altersentsprechend« als Begründung für einen pflegerelevanten Zustand. Er ist aber sehr ungenau. Wann ist jemand »altersentsprechend«? Was ist wann altersentsprechend? Womit/woran wird eine Altersentsprechung messen?	Hier empfiehlt es sich, genaue Ursachen zu benennen, einen Zustand genau zu beschreiben.

10. Tipp: Bringen Sie Ihr Pflegeverständnis zum Ausdruck

Die Pflegeplanung ist eine gut Möglichkeit, Ihr Verständnis von Pflege auszudrücken. In der Art, wie Sie über einen alten Menschen denken, wie Sie ihn beschreiben, welche Möglichkeiten Sie in der Pflege- und Lebenssituation planen, bringen Sie Ihre Haltung gegenüber der Klientin zum Ausdruck. Außerdem legen Sie offen, wie Sie Situationen einschätzen und über die Pflege denken. Auch Ihr Grundverständnis zeigt sich. Gehören Sie zu den Pflegekräften, die problem- oder fähigkeitsorientiert auf Situationen gucken? Ist das Wasserglas für Sie halb voll oder halb leer?

Blitzt Ihr Helfersyndrom zwischen den Zeilen durch? Sie drängen vielleicht jemandem Ihre Hilfe auf, der stattdessen einen Wunsch (z. B. nach Selbständigkeit) äußert. Vielleicht erkennen Sie diesen Wunsch gar nicht und deuten ein Verhalten falsch. Vielleicht machen Sie aus etwas ein Problem, das eher eine Ressource oder Ausdruck eines unerfüllten Bedürfnisses ist.

Mit der Pflegeplanung zeigen Sie, durch welche Brille Sie den Menschen sehen, was Sie als wichtig und nennenswert betrachten. Das ist für jeden zu erkennen, der Ihre Pflegeplanung liest. Je klarer Sie eine Pflegesituation beschreiben, desto deutlicher wird Ihre persönliche Pflegekompetenz. Auch bei den Maßnahmen, also der »Pflege-Therapie«, die Sie verordnen, zeigen Sie, was Sie können.

11. Tipp: Machen Sie sich bewusst, dass es um die Klientin geht

Die Pflegeplanung soll sich um die Klientin drehen, um ihr Leben und ihren Pflegebedarf. Die Fähigkeiten, die Bedürfnisse, die Lebenssituation und nicht zuletzt die gelebte Biografie sind der Mittelpunkt der Pflegeplanung. Es geht nicht um Sie, die Pflegekraft. Ein Beispiel:

Frage ich in einer Schulung, wie die Teilnehmerinnen ihre tägliche Körperpflege durchführen, sagen die meisten, dass sie täglich duschen. Erinnern wir uns dann an Körperpflegegewohnheiten der Klientin, stellen wir fest, dass zwischen unseren Gewohnheiten und denen der Klientin ein himmelweiter Unterschied besteht.

Dieser Unterschied findet sich auch anderswo und endet leider oft in einer klassischen Problembeschreibung:

- Der Bewohner möchte eine saubere Rolle Toilettenpapier auf dem Nachtschrank stehen haben. Die Pflegekraft findet das unappetitlich.
- Der Bewohner legt die Füße auf den Tisch, weil er es so gewohnt ist. Die Pflegekraft findet das »unmöglich«. Dabei vergisst ist es die einfachste Form der Thromboseprophylaxe.
- Der Bewohner weint, mehrfach am Tag einige Minuten. Die Pflegekraft hält es nicht aus, dass der Bewohner weint, weil sie denkt, sie ist dafür zuständig, dass er aufhört. Für den Bewohner ist es aber vielleicht eine Wohltat, etwas zu beweinen und sich so zu entlasten. Sattdessen »schleppt« die Pflegekraft ihn zu Beschäftigungsangeboten oder anderen Aktivitäten, die er gar nicht besuchen möchte. Sie aber möchte ihn auf andere Gedanken bringen.

Differenzieren:
Was benötigt der Bewohner und was benötige ich?

2 DIE PFLEGEPLANUNG – SCHRITT FÜR SCHRITT

12. Tipp: Es gibt gute Gründe für eine Pflegeplanung

Erst wenn wir wissen, warum wir etwas tun, kann unser Verständnis und damit auch unsere Motivation wachsen. Was spricht also für eine Pflegeplanung?

Aus Sicht der Pflegefachkraft:
- Reflexion über die Situation der Klientin
- Erfassung ihres Pflege- und Unterstützungsbedarfs
- Anpassung der Pflege an die Situation
- Organisation der Pflege, um eine größtmögliche Adaption an die Lebenssituation der Klientin zu erreichen
- Evaluation der Pflege

Aus Sicht der Klientin:
- Ihre Fähigkeiten, Bedürfnisse, Wünsche, ihr Unterstützungs- und Pflegebedarf werden deutlich und entsprechend berücksichtigt
- Sie erfährt ein spürbares Interesse an ihrer Person, an ihrer Geschichte und ihrem individuellen Umfeld
- Sie erfährt Sicherheit und Vertrauen
- Ihre Lebensführung wird nach ihren Maßstäben gefördert
- Sie erhält individuelle Unterstützung in ihrer Lebenssituation (wie auch ihre primären Bezugspersonen)

13. Tipp: Nutzen Sie die Hinweise des MDK

Der Gutachter vom MDK (Medizinische Dienst der Krankenversicherung) stellt je nach individueller Note eine Reihe von Anforderungen an die Pflegeplanung. Im Erhebungsbogen zur Prüfung der Qualität nach den §§ 112, 114 SGB XI in der stationären Pflege finden sich viele wertvolle Hinweise für eine Optimierung des dokumentierten Pflegeprozesses:

Viele Empfehlungen des MDK finden Sie auf den folgenden Seiten, hier nun schon vorweg ein paar »Highlights«:

- Die Pflege soll nach dem Prinzip der Bezugspflege organisiert und gelebt werden. (Das vereinfacht die Pflegeplanung, vor allem beim Primary Nursing, wo eine Pflegefachkraft die Pflege verantwortlich plant und gestaltet. Sie hat die »Regie« und legt für die Kollegen die Pflege fest. Die Beziehung zwischen Klientin und Pflegekraft sollte sich in der Pflegeplanung finden.)
- Daten aus dem Erstgespräch finden sich in der Pflegedokumentation wieder.
- Die Stammdatensammlung ist aussagekräftig und wird aktuell gehalten.
- Pflegerelevante Diagnosen sind dargestellt
- Informationen zur »Patientenverfügung« sind aussagekräftig
- Persönliche Pflegegewohnheiten werden erfasst
- Eine Biografie ist erhoben und die erhobenen Daten werden in der Pflege (und -planung) berücksichtigt
- Eine Einschätzung von Fähigkeiten, Ressourcen, Bedürfnissen und Problemen findet statt.
- Individuelle Pflegeziele werden formuliert
- In der Pflegedokumentation finden sich die Verwendung von Richtlinien und Standards statt.
- Die Pflegekräfte werden entsprechend ihrer Qualifikation eingesetzt
- Die Pflege sollte kontinuierlich gewährleistet sein. Das bedeutet, dass wesentliche Maßnahmen unabhängig vom Dienstplan geleistet werden.

14. Tipp: Nutzen Sie die Struktur des Pflegeprozesses

Der allseits bekannte Pflegeprozess gibt eine Struktur vor, die für die Pflegeplanung sinnvoll ist und an der man sich »entlang hangeln« kann. Bei aller Kritik am Pflegeprozess, bietet er doch eine gute Struktur, die wir uns zu Nutze machen können.

Wir können schrittweise vorgehen, nach vorn und nach hinten blicken, innehalten und uns immer wieder neu orientieren, während wir die folgenden Schritte durchführen:

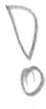

1. Schritt: Informationssammlung
2. Schritt: Pflegediagnostik: Bewerten der gesammelten Informationen hinsichtlich eines pflegerelevanten Zustandes
3. Schritt: Planen von Zielen

4. Schritt: Planen von Maßnahmen und Interventionen
5. Schritt: Durchführen der Pflege
6. Schritt: Evaluieren bzw. Auswerten und Reflektieren

Obwohl der Pflegeprozess ein theoretisches Konstrukt ist, sollten Pflegekräfte ihn alltagsnah und unkompliziert nutzen. Machen Sie sich mit der Theorie vertraut und diskutieren Sie im Team, wie Sie alltagspraktisch mit dem Pflegeprozess umgehen können.

15. Tipp: Nutzen Sie die Informationssammlung

Die Informationssammlung ist im klassischen Pflegeprozess der erste Schritt. Dabei werden Informationen über alle Lebensbereiche der Klientin gesammelt, was viel Sensibilität auf Seiten der Pflegekraft erfordert. Der Bewohner soll selbstverständlich kein »gläserner Mensch« werden. Es bleibt ihm und seinen Angehörigen vorbehalten, welche Informationen er gibt. Bestimmte Informationen und Angaben kommen auch erst im weiteren Verlauf der Pflegebeziehung zum Vorschein, wenn der Klient sich wohl, ernst genommen und sicher fühlt.

Die Informationssammlung in der Altenpflege

- Das **Stammblatt**
- Die **Pflegeanamnese**
- Die **Biografie**
- **Einschätzung von Risiken**, wie z. B. Sturzrisiko, Dekubitusrisiko, Ernährungsstatus, Grad der Kontinenz, Grad der Orientierung
- Bei Klienten mit Schmerz: Einschätzung der Schmerzqualität
- Weitere **Assessmentinstrumente** wie z. B. die Cohen-Mansfield Skala, der Barthel-Index, die Bradenskala, eine Erfassung des Sturzrisikos etc.
- **Überleitungsbogen** von der vorher versorgenden Einrichtung
- Daten aus dem **Erstgespräch**, das, wenn möglich, immer in der Wohnung der Klientin stattgefunden hat
- Informationen von anderen an der Pflege und Versorgung der Klientin beteiligten **Berufsgruppen** (Ärztinnen, Therapeutinnen etc.)

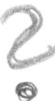

Fühlen Sie sich für die Informationssammlung bei einem Bewohner verantwortlich, besorgen Sie sich Fehlendes und betrachten Sie das Ganze nicht als lästiges Übel, sondern als einen Fundus an wichtigen Informationen.

Sie vereinfachen die Informationssammlung, wenn Sie den Umgang mit den Formularen standardisieren und die Zuständigkeiten regeln. So kann z. B. ein Großteil des Stammblatts automatisch von Mitarbeitern aus der Verwaltung erhoben und eingetragen werden. Vielleicht sogar gleich bei der Anmeldung eines Bewohners.

16. Tipp: Bedenken Sie die Vorgaben hinsichtlich des Stammblatts

Es empfiehlt sich, im Stammblatt mindestens folgende Informationen zu erheben:

- Stammdaten wie Name, Familienstand, Geburtsdatum, Geburtsort und -land, Staatsangehörigkeit, Konfession
- Angaben zu Angehörigen
- Angaben zu behandelnden Ärzten
- Telefonnummern: Wer wird wann informiert, wenn bspw. eine Veränderung beim Bewohner eingetreten ist?
- Soziale Versorgungssituation (Bezugsperson, Vollmachten, ggf. gesetzliche Betreuerin mit Wirkungskreis, ggf. Seelsorger)
- Datum des Einzugs bzw. Umzugs innerhalb der Einrichtung
- Medizinische Diagnosen
- Information zu Allergien
- Information zu Kostformen
- Angaben zur Krankenkasse und Pflegestufe
- Angaben zu Betreuung, Hilfsmitteln, Prothesen, Besonderheiten etc.
- Subjektive und objektive Beobachtungen der aufnehmenden Pflegekraft
- Aussagen des Bewohners über seine Wünsche und Bedürfnisse sowie seine subjektive Befindlichkeit
- Angaben aus dem Erstgespräch
- Angaben zur Motivation des Bewohners in der Einrichtung zu leben: Ist er auf eigenen Wunsch in der Einrichtung?
- Vitalzeichen, Gewicht, Größe (messbare Daten)

- Ärztliche Diagnosen, Arzt- und Krankenhausberichte, Ergebnisse von Visiten, Laborergebnisse. Trennen Sie die ärztlichen Diagnosen in pflegebegründende und nicht pflegebegründende!
- Angaben zu Wundversorgung, Behandlungspflege

Die Daten im Stammblatt können sich ändern und ergänzt werden. Sie werden also weitergeführt! Wenn diese Ergänzungen direkte Auswirkungen auf die Pflege haben (z. B. eine veränderte Pflegestufe, an- oder abgesetzte Fixierung, Bestellung einer Betreuerin etc.), werden sie mit Datum und Handzeichen dokumentiert.

Es kann notwendig sein, dass bei einer mit der Zeit unübersichtlichen Stammblattversion ein neues Formular angelegt wird, und die Daten übertragen werden.

17. Tipp: Bedenken Sie die Vorgaben hinsichtlich der Pflegeanamnese

Nach dem Stammblatt ist die Pflegeanamnese oder Informationssammlung ein weiterer wichtiger Schritt. Sie ist das Kernstück der Pflegeplanung, ein bedeutendes Einschätzungsinstrument innerhalb des Pflegeprozesses und ein wichtiges Element im Assessment. Zur Pflegeanamnese gehören die Einschätzung des Potenzials (Fähigkeiten, Ausmaß der Selbstpflegemöglichkeiten, Bedürfnisse und Gewohnheiten) des Klienten.

Die Pflegeanamnese/Informationssammlung ist ein umfassender Akt, innerhalb dessen beobachtet, erfragt, gedeutet, eingeschätzt und informiert wird. Die Pflegeanamnese besteht aus einer guten Gesprächsführung, einer beginnenden Beziehung zum Klienten und seinen Bezugspersonen, der Erhebung von Gewohnheiten, Fähigkeiten und Bedürfnissen, Einschränkungen, Erwartungen und Wünschen sowie einer Betrachtung der Gesamtsituation. Dabei werden Aspekte aus der Vergangenheit sowie der Gegenwart eingeschätzt. Die Pflegeanamnese wird auf einem Formular dokumentiert.

An diesem Punkt im Pflegeprozess besteht die Möglichkeit, den Klienten in seiner Gesamtheit einzuschätzen. Anhand einer Checkliste (als Struktur für die Wahrnehmung und Beobachtung) findet eine möglichst umfassende Betrachtung statt. Der Klient hat zugleich die Möglichkeit, seine Sicht der Situation zu schildern.

Beim MDK heißt es: »In der Pflegeanamnese/Informationssammlung muss die Darstellung eines umfassenden Gesamteindrucks über die aktuelle Situation des Pflegebedürftigen unter Berücksichtigung der Gewohnheiten, der Möglichkeiten/Fähigkeiten, den Einsatz von Hilfsmitteln und deren Aktualisierung bestehen. Das im Pflegeleitbild und/oder Pflegekonzept favorisierte Pflegemodell oder Assessmentverfahren bildet die Struktur für die Pflegeanamnese/Informationssammlung.«

> **»Die Informationssammlung**
>
> - erfasst bei der Aufnahme systematisch die Probleme, die Pflegebedürfnisse, die Gewohnheiten, die Fähigkeiten, die Ressourcen und Wünsche des Patienten/Klienten. Diese werden im Verlauf der Betreuung ergänzt und in die Pflegeplanung einbezogen;
> - stellt Informationen zur Verfügung, die allen an der Pflege Beteiligten zugänglich sind;
> - gibt den übersichtlichen Verlauf des Gesundheitszustandes des Patienten/Klienten wieder.«

18. Tipp: Schreiben Sie die Pflegeanamnese fort

In der Vergangenheit ist es üblich gewesen, die Pflegeanamnese, in der die Informationen aus dem Erstgespräch erhoben werden, als »Einmalaktion« anzusehen. Dies mag im Krankenhausbereich, wo DRG-bedingt die Verweildauer von Patientinnen stetig sinken wird, sinnvoll sein.

In der stationären, teilstationären und ambulanten Pflege von alten, älteren und hoch betagten Menschen ist die Pflegebeziehung jedoch weitaus länger. Die Menschen werden meist in ihrem Lebensumfeld gepflegt und auch bis zu ihrem Lebensende. Das heißt, es bedarf, um wirklich ganzheitlich und klientinnenzentriert zu pflegen, einer weitaus intensiveren Erhebung. Da auch – pflegemodellabhängig – bestimmte Bereiche der Pflegeanamnese Sensibilität, Vertrauen und Kenntnis der Klientin erfordern, beginnt hier ein kontinuierlicher Prozess.

Die Pflegeanamnese oder »die Informationssammlung beginnt bereits beim ersten Kontakt mit dem Pflegebedürftigen und seinen Bezugspersonen; sie wird zügig vervollständigt, wobei sie niemals »vollständig« sein kann.«⁶

Es empfiehlt sich folgendes Vorgehen:
- Eine intensive Erhebung in den ersten Tagen – erste Fertigstellung nach max. 5 bis 7 Tagen.
- Anschließend kommt eine Ergänzungsphase, in der neue Informationen mit einem weiteren Handzeichen und Datum dokumentiert werden.
- Die Pflegeanamnese wird dann neu geschrieben, wenn der aktuell erkennbare Zustand nicht mehr mit der tatsächlichen Situation des Klienten übereinstimmt. Dies ist oft nach einem Krankenhausaufenthalt der Fall.

Merke

Die Pflegeanamnese erleichtert die anschließende Pflegeplanung, denn die Pflegekraft beschreibt in der Anamnese die aktuelle Pflege-Istsituation und damit die Basis des täglichen Pflegealltags. In den letzten Jahren stellte ich bei diversen Besuchen in Pflegeeinrichtungen fest, dass in Pflegeanamnesen große Lücken klafften. Maßnahmen und/oder unklare Beschreibungen wie z. B. »Körperpflege – muss komplett übernommen werden«, tauchten häufig auf. Unreflektierte Äußerungen wie »Fühlt sich als Frau« wurden nicht weiter erläutert. Dies zeigt, wie sehr hier eine reflektierte Haltung fehlt. Woran stelle ich bspw. fest, dass sich eine Frau als Frau fühlt, vor allem wenn sie keine verbalen Äußerungen dazu abgegeben hat?

Tipps
- Beschreiben Sie, was Sie tatsächlich wahrnehmen.
- Geben Sie Informationen, die direkt vom Klienten oder seiner primären Bezugsperson kommen, auch als solche an. Schreiben Sie: »Laut Aussage von Frau XY ...«.
- Wenn Sie sich bei Ihrer Einschätzung unsicher sind, besprechen Sie sich mit einer Kollegin, um Ihre Beurteilung zu überprüfen.

---

6 MDS Medizinischer Dienst der Spitzenverbände der Krankenkassen e.V. ; Grundsatzstellungnahme Pflegeprozess und Dokumentation. Essen 2005.

- Nutzen Sie die Pflegeanamnese als Überleitung zur Pflegeplanung. Mit der Bearbeitung der Pflegeanamnese haben Sie sich bereits intensiv in die Pflegesituation hineingedacht.
- Informationen und Pflegesituationen, die Sie kurz und präzise in der Pflegeanamnese abhandeln können, sollten Sie auch dort belassen. Sie müssen nicht für jeden Punkt eine Pflegeplanung erstellen. Dass z. B. ein Klient mit einem abendlichen Baldriantee gut durchschläft, erfordert in der heutigen Zeit keine große Planung mehr.

Beispielhafte Einträge in der Pflegeanamnese
Frau D.
Morbus Parkinson, Osteoporose, Demenz
Später: Femurfraktur

Kommunikation
Sie versteht laut Gesagtes. Sieht mit Brille auch kleine Dinge. Spricht leise und monoton, unterhält sich gern, spricht von sich aus.
Führt Gespräche nicht zu Ende, macht »Inhaltssprünge«. Drückt ihre Bedürfnisse oder Wünsche nicht konkret aus, macht Umwege beim berichten.

Orientierung
Macht in Gesprächen Inhaltssprünge. Ist zur Person orientiert, findet sich im Zimmer zurecht, guckt zur Uhr, fragt nach der Zeit, weitere zeitliche Orientierung scheint für sie nicht mehr wichtig zu sein.
Handelt zu 50 % situationsgerecht, verwendet Utensilien zu 50 % sinngemäß. *[handschriftlich: genauigkeit]*

Sich bewegen können
Morgens »Anlaufschwierigkeiten«, Sturzangst, bewegt alle Gliedmaßen, fuchtelt schnell mit Armen und Händen (unkoordiniert), greift manchmal zielgerichtet. Kaum Eigenbewegungen im Liegen.
Gibt Hinweise auf »Lieblingslagen«. Sitzt Ø 2 x 2 Std. im Rollstuhl, fährt mit Rollstuhl im Zimmer, stürzt leicht, rutscht aus dem Rollstuhl heraus. Geht 2 bis 3 Schritte mit Begleitung einer PK. Dekubitusgefährdet.

Vitale Funktionen

Zum Teil leichte Bewusstseinseinschränkungen durch Nebenwirkungen von Medikamenten. Schwindelgefühle z. B. beim Hinsetzen. RR-Werte im Normbereich. Nimmt Temperaturschwankungen wahr, äußert dazu Wünsche. Nachts starkes Schwitzen.

Sich pflegen und kleiden können

Wäscht sich u. A. unkoordiniert Gesicht und Oberkörper vorn (wäscht immer gleiche Stelle), nimmt gern Hilfestellung an. Verwendet Utensilien nicht sinngemäß, auch mit Anleitung nicht.

Da sie Schneiderin ist, »schneidert« sie an ihrer Kleidung, war früher sehr wählerisch.

Impuls, sich zu auszuziehen, beginnt damit bei Bedarf. An- und Auskleiden nicht möglich, da sie Vorgänge nicht koordinieren kann. Äußert Wünsche, weiß, was sie an Kleidung hat. Hat sich in der Vergangenheit »geschmückt«.

u. A. = unter Anleitung

Essen und Trinken

Trinkt schluckweise u. A. aus bereitgestelltem Glas/Schnabelbecher. Isst bei guter Tagesform mundgerecht vorbereitete Nahrung selber, häufig kann sie selber nicht essen, da sie unkoordinierte Bewegungen hat. Schluckbeschwerden. BMI liegt bei 16,5, untergewichtig!

Ausscheiden

Neigt zu Stuhlverstopfung, Nachts immer inkontinent, tagsüber leichte Inkontinenz bei regelmäßigen Toilettengängen, gibt Ausscheidungsbedarf an. Wechselnd (Tagesformabhängig) abhängig kompensierte und nicht kompensierte Inkontinenz.

Ruhen und schlafen können

Tagsüber wach, kleines Mittagsschläfchen, nachts seit langer Zeit Schlaftabletten. Schläft nach nächtlichen Störungen wieder ein. Möchte nachts leise Radiomusik und kleines Licht an.

Anregung/Aktivierung
Frau D. reagiert mit Wachheit auf Augenkontakt und das Thema Nähen. Sie reagiert mit erhöhter Aufmerksamkeit auf Gesang und Dinge, die sie sehen kann.

Sich beschäftigen können
Beschäftigt sich mit ihrer Kleidung, »schneidert« damit. Sieht gern fern am Tage, guckt in Atlas, Fotos etc. Beschäftigt sich selber. Nimmt selten an Aktivitäten des Hauses teil.

Emotionalität/Zufriedenheit
Bevorzugt weibliche Pflegekräfte, drückt Gefühle verbal und nonverbal aus, diese werden verstanden, wenn man sie länger kennt. Wirkt zufrieden, innere Zufriedenheit, erkennbar durch entspannte Mimik im Gesicht.

Für Sicherheit sorgen können
Nutzt Klingel. Schätzt Risiken nicht adäquat ein (z. B. Sturzgefahr).

Soziale Bereiche des Lebens sichern
Beziehung zum Sohn hat hohen Stellenwert, freut sich auf dessen Besuche, er ist zuständig für kleine Aufgaben. Hat Kontakt zu Enkeln, hier im Hause eher Einzelgänger, ist gern für sich.

Mit existenziellen Erfahrungen des Lebens umgehen
Scheint Pflegebedürftigkeit zu akzeptieren, spricht wenig über persönliche Dinge. Auch nicht über den Tod. Wirkt an manchen Tagen unglücklich, wenn sie ihre Wunscherfüllung nicht selber ausführen kann.

Eine Pflegeanamnese ist ohne die Mitwirkung des Klienten bzw. seiner primären Bezugspersonen nur schwer möglich. Der Klient ist Dreh- und Angelpunkt der Einschätzung und des Handelns. Es hängt allerdings vom Alter, von den Einschränkungen, der Krankheit und der allgemeinen Ist-Situation ab, inwieweit verbale Kommunikation und Einschätzung auf beide – Klient und Pflegekraft – verteilt sind. Es gibt Situationen, in denen der Klient nicht mehr vollkommen orientiert ist. Dann wird von der Pflegekraft empathisches Beobachten, Deuten und Fragen verlangt. Dies umso mehr, je weniger der Klient spricht. Auch wenn der Klient Äußerungen macht, die nicht der Wahrnehmung der Pflegekraft entsprechen, ist sensible Deutung und Beobachtung gefragt.

> **Was Sie zu den primären Bezugspersonen wissen sollten**
>
> Bei der Informationssammlung sind oft die primären Bezugspersonen anwesend. Oft sind sie es, die vorher einen großen Teil der Pflege geleistet haben. Sie sind wesentliche, wenn nicht sogar die zentralen Bezugspunkte oder gar das »Lebenselixier« des Klienten.
> **Und** sie sind häufig:
> - liebend und sorgend,
> - fürsorglich und verängstigt,
> - erschöpft und ausgebrannt,
> - mit schlechtem Gewissen unterwegs, da sie ihren Angehörigen nun »abgeben«,
> - kontrollierend, »ob alles richtig gemacht wird«,
> - unglaublich traurig, dass ihre Kompetenz oder Kraft nicht mehr reicht,
> - allein und
> - überfordert.

Damit sind sie kaum in der Lage, objektiv zu sein. Wenn der langjährige Lebenspartner in eine Pflegeeinrichtung einzieht, kann das ebenso als Amputation wie auch als Erleichterung empfunden werden. Auch wenn es eine Verstandesentscheidung war, dass die geliebte Person nun in ein Altenheim einzieht, so muss das Herz noch lange nicht Ja sagen.

Kurzum: Primäre Bezugspersonen handeln und fühlen gegenüber dem Klienten stark subjektiv. Und sie geben Informationen über die Pflegesituation nicht in der fachlichen Form wie eine Pflegefachkraft dies tun kann. Das hat neben vielem anderen zur Folge, dass man im Bereich des Pflegeassessments die Schilderungen, Daten, Angaben und Informationen von Angehörigen/Bezugspersonen auch als solche benennen muss. Dazu gibt es mehrere Möglichkeiten:

1. Die Äußerungen werden auf ihre Wahrheit, Bedeutung oder Relevanz hin (über-) prüft.
2. Die Bezugspersonen werden als Quelle der Informationen benannt.

Merke

Die Pflegeanamnese ist die Basis des gesamten Vorgehens in der pflegerischen Situation und im Pflegeprozess. Sie ist also keine Einmalbewertung, die für immer in den Tiefen der Dokumentationsmappe verschwindet. Die erhobenen Daten und Informationen machen die Situation auch für Außenstehende transparent. Dies kann angesichts von Personalengpässen, aber auch bei einem Besuch von Begutachtern des MDK wichtig sein. »Die Pflegedokumentation muss so beschaffen sein, dass eine fremde Pflegefachkraft, die nicht aus der Einrichtung kommt (z. B. eine Pflegefachkraft des Medizinischen Dienstes), sich ein zutreffendes Bild über die Situation eines Menschen machen kann und danach pflegen könnte – ohne das ein Schaden für den Betroffenen entsteht.«[7]

Es ist wichtig, dass Pflegeanamnese und -planung eng miteinander korrespondieren. Sie erleichtern die Einschätzung des Pflegebedarfs und der Pflegediagnosen.

19. Tipp: Schalten Sie bei der Informationssammlung den fachlichen Filter ein

Die ganzen, im Zuge der Pflegeanamnese erhobenen, Informationen werden mit dem professionellen Filter betrachtet.

Mit Abbildung 1 möchte ich folgende Situation deutlich machen: Klientinnen schildern ihre Erlebnisse, Wahrnehmungen und ihre Lebenssituation sehr subjektiv (so wie wir im Privatleben ja meist auch).

---

[7] Sowinski, C.; Gennrich, R.; Schmidt, B.; Schmitz, T.; Schwantes, H.; Warlies, C. (Hrsg.): Organisation und Stellenbeschreibung in der Altenpflege. Köln 2000.

Ein Beispiel:

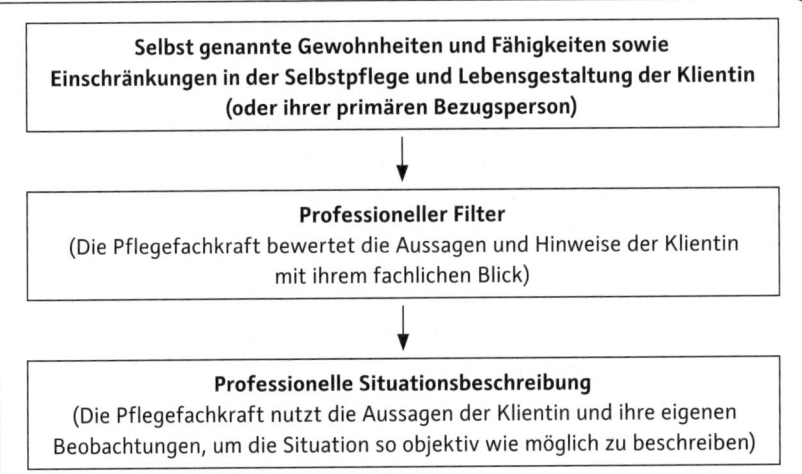

Abb. 1: Der fachliche Filter.

Als ich meine Großmutter, die ihre letzten Jahre in einem Altenheim verbrachte, fragte: »Oma, wie hältst Du es denn so mit dem Trinken? Trinkst du genug?«, da sagte sie: »Barbara, Du siehst doch, dass hier mehrere Flaschen stehen. Ich trinke schon genug!«

Mein Blick schweifte über das kleine Wasserglas, das auf einem bunten, selbst bestickten Stoffuntersetzer stand, über die kleine Pfütze an Wasser, die darin stand und über die Kalkränder am Rand des Wasserglases. Gleichzeitig nahm ich den latenten Uringeruch im Zimmer wahr und ihre trockene Haut, die spröden Lippen. Das waren allesamt klare Hinweise auf ein Flüssigkeitsdefizit. Somit hatte ich zwei Informationen: 1. die meiner Oma, dass sie genug trinkt, und 2. meine fachliche Einschätzung der Situation, dass sie genau das nicht tat. Darüber hinaus war mir klar, dass sie inkontinent war und ich konnte vermuten, dass der Weg zur Toilette für sie sehr beschwerlich war und sie deshalb so wenig wie möglich trank.

20. Tipp: Beachten Sie die nonverbalen Informationen

Vielfach herrscht die Meinung vor, dass eine Pflegeanamnese nicht erhoben werden kann, wenn sich die Klientin nicht mehr äußert. Doch das Gegenteil ist der Fall! Gerade dann, wenn die Klientin keine Informationen mehr geben kann, müssen sie gesammelt werden, um den Menschen in seiner Fülle und Gänze zu verstehen.

Hier bietet sich der Hinweis auf die Fähigkeit zur Beobachtung an, eine der Grundvoraussetzungen des pflegerischen Berufes.

Beobachtet werden können: Gesichtsausdruck, Mimik, Gestik, Körperhaltung, Körperlage, Haut/Hautfärbung, Gang, Gemütsstimmung, Körpergröße, Ernährungszustand, sprachliche Äußerungen und Gesprächsverhalten, Umgebung usw.

Betrachten wir bspw. das Gesicht genauer, so lassen sich Gesichtsausdrücke differenzieren: ängstlich, verwirrt, abwesend, erschrocken, verzweifelt, erwartungsvoll, hoffend, traurig, gelöst, verschlossen, schmerzverzerrt, ausgetrocknet, müde, verlebt, abgekämpft, heiter, teilnahmslos, leuchtend, vertrauensvoll, ernst, seriös, verkrampft, aggressiv u. a.

Es liegt an uns, unsere Beobachtungsgabe zu nutzen. Je mehr wir das tun, desto feiner wird sie werden und desto mehr werden wir erkennen. Es ist fast so etwas wie ein Sherlock-Holmes-Aufgabe: Sie erinnern sich an den berühmten englischen Detektiv? Er konnte aus einer Reihe von scheinbar bedeutungslosen Details eine ganze, höchst logische Geschichte entwickeln.

Sie können ganz konkrete Dinge beobachten und dann erfassen. Dies gilt für die Pflegeanamnese wie auch für die Pflegeplanung und Pflegebericht. Eine genaue Beobachtung ist auch am Anfang einer Pflegebeziehung möglich. Verhalten, Fähigkeiten, Risiken, Bedürfnisse und Kompetenzen (und vieles mehr) lassen sich von der ersten Sekunde an wahrnehmen und beobachten.

Stellen Sie sich eine alte Dame vor, die gerade auf dem Wohnbereich eingezogen ist:
- Sie geht, im Morgenmatel gekleidet, zwischen ihrem Zimmer und dem Flur auf und ab.
- Sie guckt sich die Möbel, Türen, Bilder etc. in ihrer Umgebung an.
- Sie nestelt an einer Inkontinenzvorlage, die aus ihrer Tasche lugt,
- Sie geht leicht schwankend ohne Hilfsmittel, hält sich an Handläufen, Stuhllehnen etc. fest.
- Sie guckt bei Ansprache durch Pflegekräfte weg und weicht aus, indem sie weiter geht.
- Sie spricht von sich aus keinen Menschen in ihrer Umgebung an.

Wir erhalten deutlich Hinweise zu ihrer Bewegungsfähigkeit; wir erfahren, dass sie ihre Umgebung sehen kann, sich sogar dafür zu interessieren scheint. Sie nutzt Inkontinenzhilfsmittel etc.
Sie haben die Fähigkeit, eine Klientin zu erfassen und zu beobachten. Dabei helfen Ihnen Kriterien wie die »roten Fäden« in den verschiedensten Pflegemodellen. So z. B. die Lebensaktivitäten oder Fähigkeiten eines Menschen. Dies ist gerade zu Beginn der Pflege eine wesentliche Hilfe. Später im Pflegeprozess beschreiben Sie das, was Sie oder auch andere wahrnehmen können. Ohne Wenn und Aber.

21. Tipp: Beziehen Sie Informationen zur Biografie mit ein

Die Biografiearbeit kann gar nicht hoch genug eingeschätzt werden. »Die Arbeit an der Biografie, am Lebensweg, ist Basis und Wurzel vieler Pflegekonzepte (Validation, Böhms Pflegemodell, Mäeutik, 10-Minuten-Aktivierung etc.).«[8]

Die Biografiearbeit hilft uns bei unseren Bemühungen, den anderen und uns selber besser zu verstehen. »Ein wichtiges Element in der Biografiearbeit ist, zu lernen die richtigen Fragen zu stellen – aus Überschau, Hinhören und geistigem Wahrnehmen.«[9] Damit ist beantwortet, was viele Pflegekräfte immer wieder fragen: »Wie soll ich denn etwas auf dem Biografiebogen eintragen, wenn die Klientin gar nicht spricht?« Meine Antwort: »Jede Menge!«

Kürzlich hatte ich ein Erlebnis in einer stationären Pflegeeinrichtung: Für eine Bewohnerin, 96 Jahre alt, musste eine Pflegeplanung erstellt werden. Ich war schon stutzig, weil es außer dem Geburtsort keine weiteren Hinweise gab. Auf mein Nachfragen konnte einer der Pfleger eine Angabe zu einer bedeutsamen Reise von ihr machen, mehr Infos gab es nicht. Auch nicht zu ihrem Beruf o. ä.

Später in ihrem Zimmer fand ich eine Fülle an Informationen: Bücher mit hochwertiger und klassischer Literatur, Fotos von Segelbooten, auf deren Rückseite Hinweise auf die jeweilige Reise und Fotos einer Norwegenreise.

---

8 Messer, B.: Pflegeplanung für Menschen mit Demenz. Schlütersche Verlagsgesellschaft, Hannover 2004.
9 Burkhard, G.: Schlüsselfragen zur Biografie. Verlag Freies Geistesleben, Stuttgart 1995.

Hier sind viele Anknüpfungspunkte für uns Pflegekräfte, sofern wir denn genau beobachten, wahrnehmen und reagieren. Sinnvoll ist es auch, selbst ein Thema anzuschneiden und so gemeinsam ins Erinnern zu gelangen.

Beispiel: »Gestern habe ich das Faschingskostüm für meine Tochter fertig gemacht. Wie haben Sie eigentlich Fasching gefeiert?« Und schon kann ich mitten im Thema sein. Eine besondere Freude macht mir die Suche nach Gegenständen, die als »Zeitzeugnis« betrachtet werden können. Daran kann ich dann mit meinen Fragen anknüpfen. Bedenken Sie bitte: »Menschen, die zu unterschiedlichen Zeiten aufgewachsen sind, haben unterschiedliche Werte, die sich auf Ereignisse in ihrer Umgebung rund um das 10. Lebensjahr herum gründen ... Jede Generation im heutigen Amerika [hier: Deutschland, Anm. d. Verf.] hat unterschiedliche Werte, die aus bedeutsamen Erlebnissen in ihrem zehnten Lebensjahr stammen.«[10]

Die Erhebung biografischer Daten und Informationen ist gesetzlich gefordert und sie ist die Basis vieler Pflegekonzepte, so auch der FEEL.

Zur Biografie gehören folgende Angaben:
- Angaben des Klienten und/oder seiner Angehörigen zu bisherigen Interessen, Problemlösungsstrategien und Gewohnheiten
- Biografische Daten
- Aussagen von Therapeuten
- Angaben zur familiären und sozialen Einbindung
- Angaben zu jetzigen Interessen, Hobbys, Beschäftigungsmöglichkeiten, religiöse oder kulturelle Prägung, Gewohnheiten
- Berichte und Angaben aus dem interdisziplinären Team (auch Reinigungskräfte oder Zivildienstleistende wissen manchmal sehr viel über einen Bewohner; sie sollten also auch zu bestimmten Schritten des Pflegeprozesses hinzugezogen werden).

Biografisch zu arbeiten bedeutet, gegenüber der Fülle von Erinnerungen, Erlebnissen, Prägungen und Lebenserfahrungen eines Klienten aufmerksam zu sein.

Ein Schritt dahin ist die Verschriftlichung der Biografie in Form eines Biografiebogens. Die erhobenen Daten, Informationen, Erfahrungen und Erinnerungen können dann die professionelle Pflege und den Umgang mit-

---

[10] James, T.; Woodsmall, W.: Time Line. Junfermann Verlag, Paderbrn 1991.

einander beeinflussen. »Nur wer sich erinnern kann, weiß, wer er ist. In unserer Lebensgeschichte und in den Geschichten unseres Lebens finden wir die Wurzeln für Selbstvertrauen und Individualität. Lässt das Gedächtnis alter Menschen so nach, dass sie ihren Alltag nur noch mit fremder Hilfe bewältigen können, brauchen sie auch Unterstützung bei ihrem Bemühen, sich ihrer Identität zu vergewissern.«[11]

Die Erhebung der biografisch relevanten Informationen muss und kann nicht nur abgefragt werden. Vieles lässt sich nur aus dem genauen Beobachten des Klienten ablesen. Es sollte dann nachgetragen werden, sodass dieses Wissen auch für andere Kolleginnen zur Verfügung steht.

Wenn ein Klient nach Ansicht der Pflegekraft keine ausreichenden Angaben zur Biografie machen kann, wird der Biografiebogen oft von den Kindern ausgefüllt. Das aber ist ein Fehler:

- Die Kinder kennen ihre Eltern »nur« als Eltern, sie kennen nicht die Prägezeit der ganzen ersten Jahre.
- Sie sind »blind« für die heiklen Themen in der Familie, sie werden auf jeden Fall Familiengeheimnisse wie z. B. eine Fehlgeburt, ein gestorbenes Geschwisterkind, eine Vergewaltigung, eine Armutsphase oder heimliche Liebschaft nicht preisgeben.
- Sie tragen zum Teil noch ungeklärte Konflikte mit ihren Eltern mit sich herum.

Merke

- Halten Sie nicht nur negative, sondern auch angenehme Erinnerungen und Ereignisse fest.
- Geben Sie dem Klienten niemals das Gefühl, dass er ausgefragt wird.
- Wahren Sie die Verschwiegenheit gegenüber Dritten.
- Beobachten Sie.
- Nehmen Sie wahr, was Sie sehen.
- Seien Sie respektvoll und achtsam gegenüber dem Gehörten und den Erinnerungen des Klienten.

Biografiearbeit kostet zu viel Zeit? Dann lesen Sie mal diese Textstelle von Bernd Kiefer und Bettina Rudert:

---

11 Osborn, C.; Schweitzer, P.; Trilling, A.: Erinnern. Lambertus-Verlag, Freiburg 1997.

»Fallbeispiel: (Hr. Reger, 89 Jahre, Schweißer, schwerhörig, demenzkrank) Gesprächsdauer: ca. 50 Sekunden)
Herr Reger sitzt alleine auf einem Sofa im Wohnbereich.
TTB (Therapeutischer Tischbesuch-Anwender): ›Guten Tag Herr Reger‹, Schulterklopfen, langer kräftiger Händedruck und intensiver Augenkontakt. ›Wie geht's, wie steht's?‹
Herr Reger: ›Muss!‹
TTB-Anwender: ›Schauen Sie sich mal diesen Schlüsselbund an!‹
Herr Reger: ›Ganz schön schwer, wofür sind die alle?‹
TTB-Anwender: ›Haustür, Wohnung, Keller, Briefkasten, Garage und Auto!‹
Hr. Reger: ›Ich hatte auch ein schönes Wägelchen, einen Mercedes. Der war so lang, der passte gar nicht in die Garage!‹ Ein Strahlen geht über sein Gesicht.
TTB-Anwender: ›Oh ja (lachen), einen Mercedes hätte ich auch gerne!‹ Wieder kräftiger Händedruck ›Bis dann Herr Reger!‹
Herr Reger: ›Mach's gut Junge‹«[12]

22. Tipp: Betreiben Sie eine wertschätzende und fachlich einwandfreie Pflegediagnostik

»Der zweite Schritt des Pflegeprozesses bündelt die während der Informationssammlung gewonnenen Informationen und analysiert die Bedürfnisse, die Probleme und die Fähigkeiten des Pflegebedürftigen.

Bei diesem Arbeitsschritt geht es darum, aus den erhaltenen Einzelinformationen Themenbereiche zu erkennen und die dazugehörigen Informationen zu gruppieren und zu interpretieren, also Pflegeprobleme zu formulieren. Eine Problembeschreibung ist eine Aussage über »Zustände« die Pflege erfordern.«[13]

»Ein Pflegeproblem besteht dann, wenn die für die Bewältigung des Alltags notwendige Unabhängigkeit und das Wohlbefinden des Pflegebedürf-

---

[12] Kiefer, B.;. Rudert, B.: Der therapeutische Tischbesuch. Vincentz Network, Hannover, 2007, S. 23
[13] MDS: Grundsatzstellungnahme Pflegeprozess und Dokumentation. Essen 2005

tigen beeinträchtigt sind und diese nicht eigenständig kompensiert werden können.«[14]

Ob eine Situation, die Pflege erfordert, ein Problem, eine Ressource oder Fähigkeit ist, liegt oftmals in der Sichtweise der Pflege(-fach)kraft. Entscheidend dabei ist, welche der vielen Informationen wir auswählen: »Aus welcher Mücke machen wir einen Elefanten?«

Ob eine Situation, die Pflege erfordert, ein Problem, eine Ressource oder Fähigkeit ist, liegt oft in der Sichtweise der Pflege(-fach)kraft. Es ist entscheidend, welche der vielen Informationen ausgewählt wird. Wo auch immer ich in Kontakt zu den verschiedensten Versionen von Pflegeplanungen komme, erlebe ich die massive Trennung in »Problem und Ressource«. Das bedeutet, dass zunächst das Problem und dann die Ressource dazu gesucht werden.

Tabelle 4: Beispiel aus einer Pflegebedarfserhebung[15]

Problem, Bedürfnis	Fähigkeiten/Hilfen
Zeitweise Urininkontinent	Kann klingeln und Urinflasche verlangen
Kann komplexen Situationen nicht folgen	Kann Sätze verstehen und sich mitteilen

Tabelle 5: Beispiel eines Pflegeplans.

Problem, Bedürfnis/Ursachen	Fähigkeiten
Kann Essen nicht allein anrichten	Nahrungsaufnahme selbstständig
Kann aufgrund der Lähmung Körperpflege nicht selbst durchführen	Führt Mundpflege selbst durch. Rasiert sich selbst. Wäscht sich Oberkörper ohne Hilfe

Als Konsequenz ergibt sich, dass der Mensch primär auf Probleme hin »besichtigt« wird. Die Suche nach Ressourcen fällt so naturgemäß schwerer.

---

[14] Vgl. ebd.
[15] Vgl. Krohwinkel 2007

In diesem Moment beginnt die große Wertung und die Situation eines alten Menschen wird geteilt in
- Gut und Schlecht
- Positiv und Negativ
- Schwarz und Weiß
- Problem und Ressource

Die Pflegekräfte werden durch diese Trennungsvorgabe nahezu gezwungen zu werten, welche der Eigenarten oder Verhaltensmuster der betroffenen Person »gut« oder »schlecht« sind. Dieses Zerlegen in »Gut« und »Schlecht« seitens der Pflegefachkraft ist ein sehr subjektiver Prozess, abhängig vom Kenntnisstand der Pflegefachkraft bei den jeweiligen Themen der Klientin sowie ihren Vorannahmen und Prägungen.

Ein weiterer erschwerender Faktor liegt in der zusätzlichen Denkarbeit. Die Pflegefachkraft darf den Klienten nicht einfach »nur« beschreiben, sie muss jeden Punkt, jedes Merkmal, Symptom oder Phänomen werten, trennen und dann in den Zusammenhang Problem-Ressource stellen. Das fordert vom Denkprozess einiges an Unterbrechungen. Man kommt beim Denken sozusagen ins Stocken. Daraus entstehen die verschiedensten Schwierigkeiten:

1. Menschen werden problemorientiert wahrgenommen. Sie erleben dadurch eine Verstärkung ihrer Probleme.
2. Der Blick auf eine womöglich positive Absicht wird verschleiert. Im NLP heißt es: »Hinter jedem Verhalten steckt eine positive Absicht«. Diese Absicht gilt es in den Pflegebeziehungen immer wieder zu entdecken.
3. Das »Problem-Ressource-Dilemma« mündet oft in eine aufgeblasene Formulierungsstruktur. Jedes Problem erhält ein Ziel und eine Maßnahme; parallel dazu werden für die Ressourcen Ziele gesucht und Maßnahmen geplant. Oft sind aber Problem und Ressource ein- und dasselbe.
4. Die Pflegekraft entscheidet, ob sie aus einer Sache ein Problem oder eine Fähigkeit/Ressource macht. Nahezu aus allen Pflegephänomenen können Ressourcen oder Probleme gemacht werden – es kommt auf die Sichtweise an.
5. Es tritt eine Problemphysiologie auf: Gerade Pflegekräfte mit einem Helfersyndrom widmen sich mit Hingabe der vermeintlichen Problembeseitigung. Und provokant gesagt, beziehen Sie dann gern die somatischen »Probleme« ein, da lässt es sich gut helfen. Bei den seelischen,

emotionalen und manches Mal durch eine demenziell Symptomatik bestimmte Verhaltensweisen, scheitern sie, weil sie die Situation nicht ändern können. Wohl deshalb fällt ihnen die Pflegeplanung schwer. Und dabei wird es hier nun gerade wieder spannend.

Der Begriff »Problem« reizt. Sehen wir uns die Vor- und Nachteile dieses Begriffs an:

Was könnten **Vorteile** sein, in der Pflegeplanung mit dem Begriff Problem umzugehen?
- Sie machen die Klientin untertan, indem sie eine gewisse Form der »Hilflosigkeit« schaffen. Das ergibt eine Machtposition und damit eine Stärkung der Kompetenz von Pflegekräften.
- Sie ermöglichen viele Maßnahmen, die verordnet werden können.
- Probleme schüchtern ein. Damit ist eine Klientin allein durch die Problemhaltung »ruhiggestellt«.
- Sie sind ein recht einfaches Modell, um Pflegeplanungen zu schreiben.

Was könnten **Nachteile** sein, in der Pflegeplanung mit dem Begriff Problem umzugehen?
- Das Erkennen von pflegerelevanten Situationen wird schnell einseitig.
- Klientinnen fallen bei der Problemhaltung eher in eine Angstposition mit entsprechender Ohnmacht und Hilflosigkeit.
- Wenn erst Probleme erfasst werden, ist diese Sicht bei der Pflegekraft die vorherrschende Sicht. Ressourcen oder Fähigkeiten haben wenig Chancen.
- Eine Aufteilung in Probleme und Ressourcen wirkt einer ganzheitlichen Sichtweise und generell wertschätzenden Haltung entgegen. Sie bringt zur Beobachtung und Analyse noch die notwendige Sortierung dazu.

23. Tipp: Lösen Sie Probleme – aber eben die richtigen

Es ist eine der Hauptaufgaben von Pflege- und Pflegefachkräften, die kleinen, mittleren und auch großen Probleme von Menschen mit Pflegebedarf zu lösen. So steht es in fast jedem Lehrbuch. Wenn die Lösung von Problemen in den Kompetenz- und Lösungsbereich der Pflegekraft fällt, ist das ja meist gut möglich.

Sicher sind folgende »Probleme« oder Pflegebedarfssituationen zu lösen:
- Fieber
- Durchfall
- Leichte bis mittelschwere Schmerzen
- Bewegungseinschränkungen

Beachten Sie bitte, dass die vermeintlichen Problemlösungen meist im somatischen Bereich liegen. Handelt es sich hingegen um primäre Symptome der Demenz, wie partielle Desorientiertheit, können Pflegekräfte meist gar nichts bewirken. Sie können im Bereich der sekundären Symptome Erleichterung und Linderung schaffen. Hierzu gibt es konkrete Ansatzpunkte. Ebenso können sie die Person stärken, sich als Menschen, als »ich« zu fühlen. Aber das sind keine Probleme, sondern Situationen, die bei der Erkrankung einfach normal sind.

Im geistig-seelischen Bereich verbleibt die Lösung immer bei der Klientin. Pflegekräfte können sie unterstützen, eigene Lösungen zu entwickeln. Die Traurigkeit einer Klientin, dass sie nicht mehr in ihrem eigenen Zuhause lebt, können Pflegekräfte nicht beseitigen und auch nicht lösen. Selbstverständlich können sie trösten und Möglichkeiten anbieten, noch etwas anderes als Trauer zu erleben und wahrzunehmen.

Wer aber als Pflegekraft meint, ein seelisches Problem einer Klientin lösen zu wollen, überfordert sich. Damit wird die Pflegesituation überfrachtet und die Pflegeplanung wird zum puren Stress.

Wer den Pflegekräften die Verantwortung zur Problemlösung schon in der Ausbildung eintrichtert, fördert diese Selbstüberschätzung, die auf Dauer Folgen für die Pflegekraft und die Klienten haben. Dieses sind nicht selten Burn-out und/oder starke Übertragungen in Pflegebeziehungen.

Es ist eine Anmaßung, Lebensprobleme von anderen Menschen lösen zu wollen. In anderen beruflichen Feldern, wie z. B. dem Coaching oder der Supervision, obliegt es immer der Klientin, eine Lösung zu finden. Der Coach schlägt lediglich Wege zur Lösung vor, mehr nicht.

Vor kurzem nannte mir eine Kollegin im Zusammenhang mit der Teamentwicklung einer mittelgroßen Organisation folgenden Satz: »Wo ich meine Aufmerksamkeit hinwende, das verstärkt sich.« Wenn wir also unsere Aufmerksamkeit auf ein unerwünschtes Verhalten richten, dann wird sich dieses verstärken. Wenn wir jedoch unsere Aufmerksamkeit auf etwas Positives, schon Erreichtes, etwas Angenehmes richten, dann verstärkt sich dieses ebenfalls.

Mir liegt daran, dass Sie sich mit diesen Gedanken auseinandersetzen. Diese Diskussion – mit der hoffentlich einhergehenden veränderten Sichtweise – liegt mir sehr am Herzen!

24. Tipp: Beachten Sie die Vorgaben des MDK hinsichtlich der Pflegeplanung

Bei Prüfungen nach §§ 112, 114 SGB XI wird Folgendes hinsichtlich der Pflegeplanung geprüft bzw. gewünscht:
- Ressourcen
- Pflegeprobleme, möglichst nach Prioritäten geordnet
- potenzielle Gefahren (z. B. Isolation, Sturzgefahr, Dekubitus)
- differenzierte Maßnahmenplanung (was, wie oft, wann, warum) einschließlich tagesstrukturierender Maßnahmen
- kurzfristige Pflegeziele und/oder langfristige Pflegeziele
- Regelung für die Zuständigkeit der Durchführung der geplanten Pflegemaßnahmen
- regelmäßige Evaluation des Zielerreichungsgrades mit Datum und Unterschrift der durchführenden Pflegekraft
- differenzierte Aussagen zu Ressourcen/Fähigkeiten und Problemen/Defiziten des Pflegebedürftigen
- individuelle Formulierung der Pflegeziele
- überprüfbare Nahziele
- Dokumentation, welche Leistungen innerhalb des Pflegeprozesses durch den Klienten, Angehörige, Pflegedienst oder andere Pflegepersonen erbracht werden
- Berücksichtigung prophylaktischer Maßnahmen bei der individuellen Pflegeprozessplanung

Auch wenn sich die gesetzlichen Dokumente und Quellen, auf die sich immer wieder bezogen wird, ändern, bleiben die Forderungen doch sehr ähnlich.

3 DIE PFLEGEPLANUNG – EINE GUTE STRUKTUR IST DIE HALBE MIETE

25. Tipp: Benutzen Sie so viele Pflegeplanungsblätter wie nötig

Es ist eine große Hilfe, wohl sortiert und klar an die Pflegeplanung und deren Umsetzung heranzugehen. Dazu bietet es sich an, auch die Pflegeplanung selber genau zu strukturieren.

Selbstverständlich ist es immer sinnvoll und hinsichtlich einer optimalen Sortierung innerhalb der Pflegeplanung aus meiner Sicht ein absolutes Muss, für jede FEEL/AEDL/ATL oder nach was auch immer Sie pflegen, ein eigenes Blatt anzulegen. Nehmen Sie ruhig den bewährten DIN-A3-Bogen, der Ihnen Platz zum Schreiben lässt. Es lohnt sich, hier zukunftsorientiert vorzugehen. Sie können dabei den Verlauf erfassen und abbilden. Auch die Evaluation der Pflegeplanung vereinfacht sich erheblich. Außerdem haben Sie damit die Chance, innerhalb der Pflegeplanung sauber sortieren zu können. Einzelne Pflegebedarfssituationen können so klar voneinander getrennt werden.

26. Tipp: Unterscheiden Sie zwischen einzelnen Pflegebedarfssituationen

Innerhalb einer ATL/AEDL/FEEL gibt es viele Pflegebedarfssituationen, die einzeln erfasst und beschrieben werden sollten.

Die nächste Hilfe bei einer genauen Sortierung besteht darin, auf dem einzelnen Pflegeplanungsbogen dann noch einmal genau zwischen den Pflegebedarfssituationen zu trennen.

In einer FEEL/AEDL/ATL sind wesentlich mehr Pflegebedarfssituationen anzusiedeln, als wir auf den ersten Blick annehmen. Eine scharfe Trennung ist hier sinnvoll, denn so können wir die Situationen einzeln und genau beschreiben.

Deutlich wird das an folgenden Beispielen:
- **Die Fähigkeit zu essen und zu trinken:** Flüssigkeitsdefizit, Fehlernährung,
- **Die Fähigkeit auszuscheiden:** beginnende Urininkontinenz, Inkontinenzvorlagen werden aus dem Fenster geworfen. Stuhlverstopfung
- **Existenzielle Erfahrungen:** Angst vor einer Krankenhauseinweisung, Misstrauen, starkes Weinen

Jede einzelne Situation erfordert andere Maßnahmen, andere Interventionen. In der Praxis, z. B. bei Pflegedokumentationsanalysen, stelle ich sehr häufig fest, dass Pflegeplanungen für die einzelnen FEDL, AEDL oder ATL als Ganzes geschrieben werden. Das ist unlogisch, denn speziell bei einer Pflegeplanung nach den AEDL wird von »Lebensaktivitäten« gesprochen. Eine Lebensaktivität ist weit mehr, als eine Pflegebedarfssituation, wie z. B. ein Flüssigkeitsdefizit.

27. Tipp: Nutzen Sie die Pflegeplanung, um einen problemhaften Prozess wirklich zu analysieren

Die Struktur der Pflegeplanung bietet eine wunderbare Möglichkeit, Prozesse – die einem auf den ersten und vielleicht auch auf den zweiten Blick unklar sind – zu analysieren. Durch das genaue Hinschauen auf die konkrete Situation eröffnen sich neue Sichtweisen.

Dazu habe ich ein sehr passendes Beispiel aus einer Sozialstation:

Es würde eine alte Dame (Pflegekundin) vorgestellt mit den Worten: »Sie ist desorientiert«. Somit begann die Pflegeplanung mit den Worten: »Desorientiertheit, zeitweise, bedingt durch XY«.

Im Verlauf des Pflegeplanungsgesprächs kam dann eine sehr erschreckende Situation heraus: Der Ehemann fixierte die Klientin über viele Stunden am Tag, obwohl sie das nicht mochte. Er übernahm auch die Betreuung. Bei den Pflegekräften, die alle unzufrieden mit der Situation waren, hatte sich eine gewisse »Abwehr« herausgebildet. Viele betraten die Wohnung mit einem unguten Gefühl. Das aber konnten sie nicht klar benennen, denn der Ehemann wusste die Situation stets so darzustellen, dass »er es gut mir ihr meint« Damit die Situation verarbeitbar ist, wurde die Klientin als »Problem« wahrgenommen.

Tabelle 6: Beispiel aus der FEEL »Existenzielle Erfahrungen des Lebens«.

24.01.12	Pflegebedarfssituation	Ziele	Maßnahmen
1.	Abwehrverhalten vermutlich aus Angst Klientin signalisiert massive Abwehr u. Angst bei Leistungen von Körperpflege und bei jeglicher Berührung. Klientin bringt Ablehnung durch Kratzen, Beißen, Schlagen zum Ausdruck. Die aktuelle Betreuungssituation derzeit unklar, Ehemann nennt sich auf Nachfragen•selbst als Betreuer. Klientin wird derzeit immer im Sitzen fixiert/ Bauchgurt und Psychopharmaka (vor ein paar Jahren stimmte sie aus Sicherheitsgründen einer kurzzeitigen Bauchgurtfixierung im und Sitzen zu). Diese wird durch den Ehemann ausgeführt (Verdacht auf Freiheitsberaubung).	• Klientin fühlt sich in ihren Wünschen respektiert • Sie erfährt Sicherheit. • Rechtsfrage ist geklärt • Geeignete Lebensform ist gefunden	Pflegedienstleitung wendet sich an Amtsgericht zwecks Klärung der Rechtssituation »Fixierung« bis zum 30.01.20... PDL wendet sich an sozialpsychiatrischen Dienst zwecks Beratung über Lebensform und Beratung des Ehemanns. Bis dahin bei täglichem Einsatz eigenes Verhalten Verhalten/Reaktion der Klientin dokumentieren. Körperpflege auf ein Mindestmaß reduzieren (siehe »Sich pflegen und kleiden«).

28. Tipp: Stricken Sie sich einen roten Faden für die Pflegeplanung

Es ist wichtig, dass sie die Pflegeplanung sinnvoll aufbauen, sonst verzetteln Sie sich rasch.

Nehmen Sie einfach folgenden roten Faden:

1. Haupteinschränkung der Selbstpflege beschreiben

Beginnen Sie die erste Pflegeplanung in jener ATL/AEDL/FEEL, in der die Klientin ihre Haupteinschränkung der Selbstpflege hat. Dies ist sinnvoll, weil damit gleich zu Anfang die Gesamtsituation der Klientin gut begründet wird.

Dahinter steht die Frage mit der einhergehenden Erkenntnis: »Warum ist die Klientin pflegebedürftig, wieso genau hat sie einen Pflegebedarf?« Ist dieses einmal geklärt, kann anschließend bei allen anderen Pflegeplanungen darauf verwiesen werden.

»Klassische« ATL/AEDL/FEEL, in denen eine Klientin ihre Haupteinschränkung in der Selbstpflege haben kann:
- sich bewegen (z. B.: in Form von Bewegungseinschränkungen)
- Orientierung (z. B. In Form einer situativen Verkennung)
- existenzielle Erfahrungen (Klientin hat z. b. resigniert, sie möchte nicht mehr leben, hat keine eigenen Antrieb zur Selbstpflege etc.)

2. MDK-relevante Pflegebedarfssituationen beschreiben

Danach reihen sich die Bereiche ein, die für eine Einstufung nach SGB XI angegeben werden:
- sich bewegen
- sich pflegen und kleiden
- essen und trinken
- ausscheiden

Natürlich soll die Pflege eines Menschen keinesfalls auf diese Punkte reduziert oder beschränkt werden! Aber: Im Alltag ist nicht immer genügend Zeit, um Pflegeplanungen zu schreiben. Da ist es wichtig, schnell und konzentriert vorzugehen. Da der MDK für eine Unterstützung bei Pflegebedürftigkeit in diesen Lebensbereichen eine finanzielle Anerkennung zollt, muss diese Notwendigkeit gleich zu Anfang dargestellt werden.

3. Beschreiben Sie alles weitere Notwendige

Im nächsten Schritt erstellen Sie Pflegeplanungen für Situationen, in denen die Klientin einen individuellen Pflegebedarf hat.

29. Tipp: Das TUM-Prinzip

Bekannt sind ja die Pflegeplanungen mit den Begriffen Problem und Ressource. Dass es ganz anders gehen kann, zeigt das TUM-Prinzip. Es entstand aus der Beschäftigung mit den Pflegediagnosen und natürlich durch das Schreiben von diversen Pflegeplanungen in verschiedenen Kontexten.

TUM steht für:
T = Titel
U = Ursache
M = Merkmal

Das TUM-Prinzip macht es möglich, pflegerelevante Situationen zu beschreiben und zu analysieren. Mit ausgewählten Fragen, lässt sich eine Situation leichter analysieren und klären.

Titel: Worum geht es?
Ein griffiger, leicht verständlicher Titel macht schnell deutlich, worum es geht.

Ursache: Warum ist das so?
Die Frage nach dem Warum klärt die Ursache und legitimiert damit so manche Pflegesituation. Ein klarer, effektiver Schritt in der Pflegediagnostik.

Merkmale
Woran merke ich das? Hier werden einfach die Anzeichen, die Merkmale beschrieben. Im Prinzip wird hier die Situation einfach und neutral beschrieben.

Beispiel für das TUM-Prinzip

Titel: Flüssigkeitsdefizit
Ursache: Beeinträchtigte Orientierung
Merkmale: Trinkmenge liegt lt. Einfuhrbilanz bei Ø 600 ml, trockene Haut und Schleimhäute, konzentrierter Uringeruch.
- Frau M. äußert auf Nachfragen, dass sie mindestens drei Wasserflaschen täglich trinkt.
- Mineralwasserkiste reicht aber momentan über zwei Wochen.
- Fr. M. ist in der Lage, aus vorbereitetem Glas selbst zu trinken

---

Generell lässt sich sagen, dass es gut ist, eine klare Überschrift zu finden, sodass Kollegen sofort informiert sind, um was es bei dieser Schilderung geht. Weiter ist zu beachten, dass bei der Situationsbeschreibung Genauigkeit, Ursachenforschung und neutrale, weitgehend sachliche Formulierung an erster Stelle stehen.

Es können also die Merkmale angegeben werden, wobei natürlich die Beschreibung so genau wie möglich sein sollte. Nutzen Sie Ihre eigene Beobachtungsgabe: Je genauer Sie ihre Beobachtungen beschreiben, desto einfacher machen Sie es sich!
Bedenken Sie, welches Verhalten oder welche Reaktion wann auftritt, in welcher Form und wie oft! Halten Sie das fest.
Bei dieser Variante von Pflegeplanung wird mehr geschrieben als üblich. Es wird aber deutlich, um was genau es jeweils geht. Schreibe ich eine Pflegeplanung auf diese Weise, wird anderen, die diese Pflegeplanung lesen, schnell klar, wie der Pflegebedarf genau ist und was der Bewohner erlebt.

30. Tipp: Was mögen Sie lieber: Ressource oder Problem?

In den Pflegeeinrichtungen treffe ich viel zu häufig problemorientierte Pflegeplanung an. Dabei liegt die Wertung in den Händen der Pflegekraft. Sie hängt davon ab, ob die Pflegekraft die »Problem- oder Ressourcenbrille« trägt.

Um die Sache auf den Punkt zu bringen: »Ressourcen sind Potenziale, Quellen aus denen wir schöpfen können. Ressourcen können materieller, energetischer, geistiger oder spiritueller Natur sein.«[16] Dies ist sehr individuell und geprägt dadurch, wo wir herkommen, was wir bis jetzt erlebt haben und was uns wichtig ist.

Fähigkeiten gehören zu den Ressourcen. »Die Fähigkeiten beziehen sich auf die Begabung oder Kapazität einer Person, etwas zu können, im Leben zu bestehen. Mit anderen Worten: Fähigkeiten ... geben an, was er alles kann bzw. was er in der Lage ist zu tun.«[17]

Pflegekräfte müssen also die Fähigkeiten einer Klientin in den Pflegeprozess einbeziehen, sie wahrnehmen, richtig deuten und entsprechend darstellen.

Viele Verhaltensweisen werden von Pflegekräften als Probleme einsortiert. Dabei sind sie meist Ausdruck eines unerfüllten Bedürfnisses: Das sind z.B. Gefühle wie: »Abgespannt, aggressiv, angsterfüllt, ärgerlich,

---

[16] Messer, B.: Pflegeplanung für Menschen mit Demenz. Schlütersche Verlagsgesellschaft Hannover 2004.
[17] Arets, J.: Obex, F.; Wagner, F.: Professionelle Pflege 1. Verlag Hans Huber, Bern 1999.

bedrückt, beklommen, betroffen, bitter, deprimiert, dumpf, eifersüchtig, einsam, erschöpft, faul, frustriert, gehemmt, geladen, gleichgültig, hektisch, hilflos, irritiert, kaputt, labil, lasch, leer, lustlos, nervös, peinlich, rastlos, scheu, schockiert, teilnahmslos, unbehaglich, unglücklich, verschlossen, zaghaft.«[18]

Dahinter liegen Bedürfnisse, die die Bewohner möglicherweise erfüllt haben möchten, die sie aber nicht kommunizieren können: Akzeptanz, Aufmerksamkeit, Austausch, Autonomie, Ehrlichkeit, Einfühlung, Entspannung, Freiheit, Frieden, Geborgenheit, Gemeinschaft, Gesundheit, Glück, Harmonie, Kontakt, Kraft, Lebensfreude, Liebe, Menschlichkeit, Mitgefühl, Nähe, Ordnung, Respekt, Ruhe, Schutz, Selbstbestimmung, Sicherheit, Struktur, Unterstützung, Verantwortung, Verbundenheit, Vertrauen, Wärme, Wertschätzung, Zugehörigkeit.[19]

Auch Verhaltensweisen und somatische Symptome werden oft als Problem bezeichnet. Es sind aber mögliche Hinweise auf frühere sexualisierte männliche Gewalt:

- »Abends nicht ins Bett gehen wollen
- Nur mit offener Tür oder Licht schlafen
- Sich zu anderen HeimbewohnerInnen/Mitpatienten ins Bett legen
- Ständiges Klingeln nach dem Pflegepersonal ohne erkennbaren Grund
- Nicht allein sein wollen/können
- Verlangen nach der Mutter
- Stuhl- und Harninkontinenz ohne pathologische Ursache
- Eigenes digitales Ausräumen
- Kotschmieren (Regression oder aus Scham, um Pflege zu vermeiden)
- Übelkeit/Erbrechen bei Mundpflege
- Würgegefühle
- Belegte und/oder leise Stimme
- Kopfschmerzen ohne pathologische Ursachen
- Bauch- ‚Unterleibsschmerzen ohne pathologische Ursachen
- Ekzeme, Hautallergien
- Asthma
- Atemnot ohne pathologische Ursache
- Hormonelle Störungen

---

[18] Gens 2007, S. 87
[19] Vgl. ebd.

- Stoffwechselstörungen
- Vaginalentwzündungen
- Ständige innere und körperliche Unruhe
- Alpträume
- Blutzuckerentgleisungen
- Stark schwankende Blutdruckwerte, Atem- und Pulzfrequenzen
- Schlafstörungen jeglicher Art
- Tabletten-, Nikotin-, Alkoholabusus«[20]

31. Tipp: Geben Sie jeder Pflegebedarfssituation eine Überschrift

Wenn Sie nun an die konkrete Pflegeplanung herangehen, dann sollten Sie sich eine Überschrift für die jeweilige Pflegebedarfssituation überlegen. Ähnlich wie der Titel einer Pflegediagnose kann die jeweilige Situation der Pflegeplanung eine Überschrift bekommen.

Dies schafft Übersichtlichkeit und Klarheit.

Wenn Sie das TUM-Prinzip verwenden, passiert das automatisch. Und auch sonst, wenn Sie den konventionellen Weg von Pflegeplanungen gehen möchten, ist es äußerst hilfreich, eine treffende Überschrift zu finden. In einem einzelnen Bereich kann es viele Pflegebedarfssituationen geben. Wenn es immer eine eigene Überschrift gibt, weiß jeder, worum es geht.

Beispiel anhand der FEEL »Kommunizieren«:
- Gesichtsfeldausfall
- Konfabulation
- Eingeschränkte verbale Kommunikation
- Singsang-Sprache
- Schwerhörigkeit
- Ablehnung eines Hörgerätes
- Schmerzen beim Sehen
- usw.

---

[20] Böhmer, M.: Erfahrungen sexualisierter Gewalt in der Lebensgeschichte alter Frauen. Mabuse-Verlag, Frankfurt, 2000, S.117

Mögliche Pflegediagnosen:
- Kommunizieren, verbal beeinträchtigt
- Wahrnehmungsstörung visuell
- Wahrnehmungsstörung auditiv

Eine Überschrift schafft ganz einfach Klarheit. Mein Tipp ist: Nutzen Sie das. Häufig genug habe ich Pflegeplanungen gesehen, die chaotisch und unübersichtlich waren, weil alles Mögliche in einer AEDL oder ABEDL untereinander stand. Nach wenigen Monaten stieg keiner mehr durch. Kein Wunder, dass Pflegeplanung dann keinen Spaß mehr macht.

32. Tipp: Nutzen Sie das PESR-Format

Das PESR-Format entstammt auf den ersten Blick der »*Grundsatzstellungsnahme Pflegeprozess und Dokumentation des MDK*«, auf den zweiten Blick stellt sich heraus, dass es der Art und Weise der Pflegediagnostik entnommen ist. Es kann eine Alternative zur Problem-Ressource-Vorgehensweise sein. Oder auch dann zum Einsatz kommen, wenn Ihnen das TUM-Prinzip ein zu großer Sprung ist.

Das PESR-Format bedeutet im Detail:
P = Problem
E = Einflussfaktoren
S = Symptome
R = Ressource

Eine vollständige Problem-(oder Pflegebedarfs)beschreibung besteht aus den Elementen:
1. Was ist das Problem (P-Teil)?
2. Was sind die Einflussfaktoren für dieses Problem (Ursache = etiology), womit hängt es zusammen?
3. Wie zeigt/äußert sich das Problem (Symptom) konkret, Beobachtungen oder Aussagen des Pflegebedürftigen (S-Teil).
4. Welche Ressourcen sind beim Pflegebedürftigen und seiner sozialen Umgebung vorhanden?

In der Grundsatzstellungnahme des MDK heißt es: »Der hier vorgeschlagene Aufbau der Pflegeproblembeschreibung ermöglicht sehr präzise Beschreibungen von Zuständen. Mit der ihr innewohnenden Systematik zieht sie sich durch den gesamten Pflegeprozess. Sie beschreibt nicht nur spezifische Merkmale, sondern begründet daraus auch individuelle Pflegemaßnahmen:
Sie strukturiert die Informationssammlung und liefert Vollständigkeitskriterien dafür;
Sie gibt die Kategorie und inhaltliche Grundlage für die Bestimmung der Pflegeziele und Pflegemaßnahmen;
Sie strukturiert die Auswahl der Pflegemaßnahmen, denn durch die Angabe ausgewählter ätiologischer (ursächlicher) Faktoren werden zulässige Maßnahmen eingegrenzt;
Die legt die Inhalte der Erfolgskontrolle (Evaluation) fest und entscheidet damit über die Neuanpassung pflegerischer Maßnahmen.«[21]

Darüber hinaus sollte die Pflegebedarfssituation:
- klar, knapp und kurz;
- exakt, genau und spezifisch
- wertneutral und objektiv,
- nachvollziehbar
- beschrieben werden

33. Tipp: Benennen Sie immer eine Ursache

In dem Moment, in dem Sie sich bei der Pflegeplanung und bei der Beschreibung der Pflegebedarfssituation die entscheidende Frage stellen: »Warum ist das so?«, kommen Sie ein ganzes Stück weiter. Es wird nämlich klar, wie die Klientin in ihrer Selbstpflege eingeschränkt ist.

---

[21] MDS, Essen 2005

> **Beispiel Flüssigkeitsdefizit**
>
> Dies könnte als mögliche Ursache haben (eine Auswahl): Bewegungseinschränkung, mangelnde Motivation, situative Verkennung, Schluckstörung usw.
> Es ist dann für die Auswahl der entsprechenden Maßnahme wichtig, auf was sich die Indikation beruft.

34. Tipp: Beschreiben Sie Merkmale

Als Alternative zur Beschreibung über die »Ressourcen/Probleme«-Schiene bietet sich die Beschreibung von Merkmalen an. Diese Form ist ebenfalls der Pflegediagnostik entnommen, ist aber ohne weiteres auf die »normale« Pflegeplanung zu übertragen.

Haben wir eine Überschrift in der Pflegeplanung, wie z. B.: das Flüssigkeitsdefizit in Tipp 32, dann ist jetzt die Frage: »Woran genau merke ich das?« Jetzt ist es ein Leichtes, den Zustand zu beschreiben, in Form von Merkmalen und nicht mehr als »Problem oder Ressource«.

35. Tipp: Machen Sie klar, was das Ziel sein soll

In Schulungen wird mir immer wieder bestätigt, dass es schwierig ist, Ziele für die pflegerische Situation zu dokumentieren. Viele Pflegefachkräfte meinen, sie müssten sich hohe Ziele stecken. Verwirrend ist der Begriff »Ziel« allemal. Denn oftmals ist die Klientin in ihrer Selbstpflege so stark eingeschränkt, dass sie selber kaum ein Ziel erreichen kann. Vielmehr sind es die Pflegekräfte, die mit ihren Bedingungen und Pflegemaßnahmen einen Rahmen schaffen, in dem die Klientin bestmögliche Lebensmöglichkeiten hat. Oder in dem sie sich so erlebt, dass sie z. B. motiviert ist, »sich das Gesicht unter Anleitung zu waschen«, oder »Hinweise zur zeitlichen Orientierung« annehmen kann.

1. Das Ziel ist eigentlich für die Pflegekräfte gedacht.
2. Das Ziel ist kein Ziel, sondern ein Zustand.

In letzter Zeit bin ich dazu übergangen, statt »Ziel« einen der folgenden Begriffe zu verwenden:
- Gewünschter Zustand
- Wunschzustand

Diese Begriffe machen deutlich, wohin die Reise gehen soll: in einen Zustand, den es zu erreichen (oder anzuvisieren) gilt.

Wie sieht es nun aber im Alltag in der Pflege von alten Menschen, womöglich mit einer demenziellen Symptomatik aus? Sie möchten häufig etwas ganz anderes als die Pflegekräfte:
- Sie möchten nach Hause.
- Sie möchten in ihren Bedürfnissen und Antrieben verstanden werden.
- Sie möchten geliebt und anerkannt werden.
- Sie möchten keine Körperpflege.
- Sie möchten ihre Kleidung abends anbehalten.
- Sie möchten herumlaufen, ihrem Bewegungsdrang Raum geben.
- Sie möchten »kramen« und »suchen« etc.
- Sie möchten nichts trinken.

Spricht man aber statt von »Ziel« von einer »Lösung«, so ist das wesentlich realitätsnäher. Der gewünschte Zustand ist kein punktuelles Ereignis, sondern eine Wirklichkeit gewordene Vision.

Wenn also in der Pflegeplanung nach Zielen gefragt wird, geht es darum, eine Lösung zu finden und diese verständlich und überprüfbar zu formulieren. Das bedeutet für Sie als Pflegekraft: Sie müssen sich die Situation klar vor Augen halten, realistisch sein, sich auf den Klienten einlassen und sein Verständnis von Lebensqualität zulassen. Seine Einstellungen, Erwartungen und Wünsche sowie Ziele sollen mit einfließen.

Beachten Sie bei der Formulierung und der Festsetzung von Zielen Folgendes:
- Sie sollen sinnvoll, realistisch sein.
- Sie müssen, soweit möglich, mess- und überprüfbar sein. (Es werden also Kriterien aufgeführt, anhand derer die Ziele überprüft werden können: Äußerungen, Messgrößen, Merkmale etc.)
- Sie werden (weitgehend) aus der Sicht des Klienten formuliert.

- Sie werden positiv formuliert (so schwer das im Einzelfall sein mag). Die positive Formulierung ist wichtig, weil sie den richtigen Fokus setzt. Ein Beispiel: Bei einer Brandschutzübung sagt die Feuerwehr: »Bitte laufen Sie im Ernstfall alle durch die rechte Tür nach draußen«. Sie könnte auch sagen: »Bitte nicht nach links laufen«. Das hat aber eine andere Wirkung, es bleibt nämlich das Wort links hängen, obwohl rechts gemeint war. Das gilt natürlich auch für pflegerische Situationen. Die Beschreibung der Lösung muss eindeutig formuliert sein.
- Es wird der gewünschte, mögliche Zustand beschrieben.
- Die Formulierungen sollen verständlich und nachvollziehbar sein.
- Die Formulierungen orientieren sich am Klienten und seiner individuellen Situation. Keine Pauschalformulierungen!
- Es kann eine Unterscheidung in Nah- und Fernlösungen geben. Ebenso gut kann es auch mehrere Lösungen für eine Situation geben, da Pflege und Menschen facettenreich sind.

Die Qualität von Zielen liegt auf drei Ebenen:
1. Einer Verbesserung des Zustandes, der Selbstpflegefähigkeit.
2. Einer Erhaltung der jetzigen Situation, der jetzigen Selbstpflegefähigkeit.
3. Einer Linderung der jetzigen Situation, einer Linderung der jetzigen Selbstpflegeeinschränkung.

Je genauer die Ziele, bzw. Lösungen formuliert sind, desto klarer und individueller können Maßnahmen zugeordnet werden. Deshalb sollten Sie auch vermeiden, Ziele bereist als Maßnahmen zu formulieren.

Tabelle 7: Zielformulierungen.

Ungeschickte Formulierung von Zielen	Günstigere Formulierungen
Feinmotorik fördern	Feinmotorik ist weiterhin vorhanden (Bew. greift z. B. sicher einen Becher, knöpft Jacke zu)
Sicherheit vermitteln	Bew. sagt, dass er sich sicher fühlt Fr. K. erfährt Sicherheit
Wohlbefinden erhalten	Bew. sagt, dass er sich wohl fühlt Hr. O. erfährt Bestätigung und Zuwendung

Ungeschickte Formulierung von Zielen	Günstigere Formulierungen
Normale Körpertemperatur herstellen	Körpertemperatur 36,9° Grad rektal
Anmerkung: Hier steht die Handlung im Vordergrund. Es soll etwas gefördert, vermittelt, erhalten oder hergestellt werden.	Anmerkung: Hier steht der Zustand, der erreicht werden soll, im Vordergrund.

An dieser kleinen Auswahl wird deutlich, dass es eine große Diskrepanz zwischen den Zielen der Klienten und den Zielen der Pflegekräfte gibt. Hier stellt sich meiner Meinung nach die Frage: Gibt es ausschließlich Ziele für die Klienten? Wer sagt, dass die Klienten alles erreichen müssen, wenn sie aufgrund ihrer Pflegebedürftigkeit doch gar nicht mehr viel verändern können? Muss sich nicht dann viel eher die Pflege Ziele setzen? Sind die Zielformulierungen in der Pflegeplanung wirklich immer für die Klienten oder gibt es auch Ziele für Pflegekräfte?

Beispiele:
- Ein Bedürfnis zu erkennen.
- Eine Möglichkeit zu finden, einen Klienten zu Körperpflege, Nahrungsaufnahme, Flüssigkeitsaufnahme, Kleidungswechsel zu bewegen.
- Ursachen für Verhalten zu erkennen.
- Abläufe so zu gestalten, dass Klienten sie »wiedererkennen«.
- Möglichkeiten finden, dass der Klient sich zu Hause fühlt.
- Möglichkeiten zum Zugang zu finden.
- Den Tagesablauf so zu gestalten, dass er förderlich und entspannend zugleich ist
- Das Maß der Ziele liegt genau zwischen dem Wunsch und der individuellen Lebensqualität der Klienten und der Fachlichkeit.

36. Tipp: Formulieren Sie Ziele klar und eindeutig

Je nachdem, wie man mit der Situation »Zielbeschreibung« umgeht, sollten folgende Aspekte bei der Formulierung immer berücksichtigt werden:

Immer als Zustand (im Sinne eines erwarteten Ergebnisses) beschreiben, nicht in der Verbform.

Beispiel

Statt: »Bewegung erhalten«
Lieber: »Klientin bewegt den linken Arm bis zum Kopf hoch«
Generell sollte für Ziele gelten, dass sie:
- immer mess- und überprüfbar,
- möglichst positiv formuliert,
- immer im Sinne der Klientin und
- realistisch sind.

Aber bitte verzweifeln Sie nicht an dieser Forderung. Es muss nicht jedes Ziel perfekt sein. Manches Mal tastet man sich vorsichtig dort hin.

37. Tipp: Beschreiben Sie konkrete, nachprüfbare Ziele

Um Ziele genau zu beschreiben und damit das Maß von Pflege- und Lebensqualität für die Klientin festzulegen, sollte die Zielformulierung Folgendes berücksichtigen:
- das **spezifische Verhalten/erwartete Ergebnis der Klientin**
- **Kriterien zur Bemessung** dieses Verhaltens
- **einen Zeitraum** zur Überprüfung
- Im Prinzip wird ganz einfach der Zustand beschrieben, der gewünscht ist.

38. Tipp: Seien Sie bei der Zielformulierung ehrlich

Ziele sollen sinnvoll sein. Sie sollen eine Verbesserung der Lebenssituation der Klientin bewirken. Prüfen Sie genau die Bereiche, auf die sich die Pflegeziele beziehen.
Das sind:
- Der **Zustand** der Klientin
- Das **Können** der Klientin
- Das **Wissen** der Klientin
- Das **Verhalten** der Klientin
- Das **Wollen** der Klientin

Beschäftigen Sie sich als Pflegekraft mit den Zielen des Bewohners oder denen der Angehörigen? Die haben ja manches Mal ganz andere Ziele als die der Bewohner. Wessen Ziel zählt oder Wunsch zählt mehr? Da haben Sie manches Mal eine schwere Entscheidung zu fällen oder dürfen zur Vermittlerin werden!

39. Tipp: Beachten Sie die drei Ebenen von Zielen

Die Qualität von Zielen liegt auf diesen drei Ebenen:
1. Einer **Verbesserung** des Zustands, der Selbstpflegefähigkeit
2. Eine **Erhaltung** der jetzigen Situation, der jetzigen Selbstpflegefähigkeit
3. Eine **Linderung** der jetzigen Situation, eine Linderung der jetzigen Selbstpflegeeinschränkung.

Bestimmt finden Sie noch mehr Ziele bzw. Ebenen von Zielen, wenn Sie in Ihren Alltag schauen. Meine Zusammenstellung scheint mir sinnvoll, erhebt jedoch keinen Anspruch auf ewige Gültigkeit.

40. Tipp: Überprüfen Sie, ob Nah- oder Fernziele sinnvoll sind

In jeder Ausbildung, in jedem Fachbuch zur Pflegeplanung, finden sich Aussagen zur Formulierung von Nah- oder Fernzielen.

Sicherlich stehen die meisten Fernziele in den Leitbildern der einzelnen Pflegeeinrichtungen. Auf der anderen Seite stellt sich oft die Frage, speziell bei sehr hohem Alter und starker Pflegebedürftigkeit, ob ein Fernziel wirklich sinnvoll ist.

In der einen oder anderen Pflegesituation kann es aber tatsächlich sinnvoll sein. »Eine Hilfe bei der Formulierung von Pflegezielen kann die Unterteilung in Nah- und Fernziele sein, wobei Nahziele kurzfristig erreichbar sind (innerhalb von Stunden oder Tagen), während Fernziele in Wochen, Monaten oder Jahren erreichbar sind.«[22]

41. Tipp: Maßnahmen sind wie »Kochrezepte«

Während eines Pflegeplanungsseminars sagte eine Teilnehmerin, als wir zur Art und Weise der Maßnahmenplanung kam: »Die sollten wie ein Kochrezept sein!« Eine herrliche Metapher. Wenn Ihre Maßnahmenplanung so nachvollziehbar ist wie ein Kochrezept, in dem aus den Zutaten ein gutes Menü wird, dann sind Sie auf der sicheren Seite. Die Auswahl der Maßnahmen bestimmt wesentlich die Pflegequalität. Die Maßnahmen stehen in einem Spagat, der nicht immer leicht zu fassen ist:

Sie müssen sich zum einen an den neuesten pflegewissenschaftlichen Erkenntnissen orientieren und auf der anderen Seite natürlich den Wünschen und Bedürfnissen der Bewohnerin.

Die von Ihnen ausgewählten Maßnahmen sollen den Klienten so unterstützen, dass er die bestmöglichen Voraussetzungen für die Ausübung seiner Selbstpflege hat. Sichten Sie alle Informationen sowie Gewohnheiten des Klienten. Beziehen Sie ihn und seine soziale Situation unbedingt mit ein! Selbstverständlich sollte jede Maßnahme mit dem Klienten und seinen primären Bezugspersonen abgesprochen sowie auf ihre realistische Umsetzung hin evaluiert werden

---

[22] Thiemes Pflege. 9. Auflage. Thieme Verlag, Stuttgart 2000, S. 13

»Wichtig ist bei diesem Schritt, dass in der praktischen Durchführung die Wünsche, Bedürfnisse und Fähigkeiten des Pflegebedürftigen und der Bezugsperson berücksichtigt werden; sie werden dementsprechend in die Pflegeplanung einbezogen. Des Weiteren müssen auch die vorgefundenen Umgebungsverhältnisse bei der Planung der Pflegemaßnahmen berücksichtigt werden.«[23]

42. Tipp: Finden Sie die richtige Maßnahme für die Klientin

Die von einer Pflegefachkraft ausgewählten Maßnahmen sollen die Klientin so unterstützten, dass sie die bestmöglichen Voraussetzungen für die Ausübung ihrer Selbstpflege hat. Um diese zu entdecken, brauchen wir Kenntnisse über ihre genauen Gewohnheiten. Über das: »Wie hat sie es früher selber gemacht«. Und es ist an uns Pflegekräften festzulegen, in welcher Reihenfolge welche Maßnahme durchgeführt wird.

Dann wird ebenfalls festgelegt, welche Maßnahme als Anleitung, Unterstützung, teilweise oder komplette Übernahme durchgeführt wird. (Siehe Tipp 46.)

> **Beispiel**
>
> Pflegekräfte geben Anleitung zum Waschen des Gesichtes und des Oberkörpers vorn, anschließend komplette Übernahme der Körperpflege im Sitzen vor dem Waschbecken durch Pflegekraft ...

43. Tipp: Nutzen Sie noch einmal die gesammelten Informationen

Bei der Auswahl der Maßnahmen gilt es, genau zu sein. Damit die Klientin die optimale Pflegesituation erreicht, müssen Sie sich sehr dicht an ihre Gewohnheiten und Bedürfnisse herantasten. Denn damit bestimmen wir die tatsächliche Pflegequalität.

---

[23] MDS: Grundsatzstellungnahme Pflegeprozess und Dokumentation. Essen 2005

> **Beispiel**
>
> Berlin-Kreuzberg, 1992, Wohnung, Altbau, dritter Stock, Kohlenheizung, fließend kaltes Wasser. Die Klientin, 86 Jahre alt, ist stark bewegungseingeschränkt. Sie arbeitete früher als Fischverkäuferin in der Kreuzberger Markthalle.
>
> Sie wünscht, wie schon immer, die Körperpflege an ihrem ausziehbaren Küchenwaschtisch (er hat einen inneren Ausziehtisch, in dem zwei weiße Emailleschalen hängen) durchzuführen. Sie lebt sehr bescheiden, wäscht sich demnach mit kaltem Wasser, da es zu teuer ist, dafür den Ofen anzumachen.
>
> Sie hat einen sehr starken Körpergeruch und einen Ulcus cruris. Als Pflegekraft konnte ich nicht die von mir gewünschten Maßnahmen durchführen. Es galt also, einen Kompromiss zu finden. Viele der auszuwählenden Maßnahmen entsprangen ihrer biografischen Prägung, wie z. B.:
> - Waschen mit kaltem Wasser, geringe Wassermenge, dafür alle drei Tage Fußbad mit lauwarmem Wasser.
> - Verzicht auf Waschzusätze
> - Klientin wäscht selber den Intimbereich, ein »Nachwaschen« durch Pflegekraft wird vermieden, nur bei extremer Stuhlverschmutzung
> - Es wird »niemals« auf dem Küchentisch aufgeräumt

Konsequenzen für die Auswahl der geeigneten Maßnahmen: Sichten Sie alle vorher gesammelten Informationen sowie die Gewohnheiten der Klientin.

44. Tipp: Beziehen Sie die Klientin und ihre soziale Situation unbedingt mit ein

Selbstverständlich sollte jede Maßnahme mit der Klientin und ihren primären Bezugspersonen abgesprochen werden und auf ihre realistische Umsetzung hin überprüft werden. »Wichtig ist bei diesem Schritt, dass in der praktischen Durchführung die Wünsche, Bedürfnisse und Fähigkeiten des Pflegebedürftigen und der Bezugsperson berücksichtigt werden; sie werden dementsprechend in die Pflegeplanung einbezogen. Des Weiteren müssen auch die vorgefundenen Umgebungsverhältnisse bei der Planung der Pflegemaßnahmen berücksichtigt werden.«[24]

45. Tipp: Seien Sie genau in Ihrer Formulierung der Maßnahmen

Wenn Sie die gewählten Maßnahmen beschreiben, dann seien Sie genau. Also: Es wird beschrieben, wer, was, wann, wie oft, wo und wie macht.

Ein Beispiel:
Gegen 8 Uhr morgens im Bett erhält die Klientin einen verbale und nonverbale Anleitung dahingehend, ihr Gesicht mit ihrem roten Frotteewaschlappen zu waschen. Bei guter Tagesform evtl. auch noch zum Brustkorbwaschen anleiten. Anschließend wird die Körperpflege im Liegen komplett von der Pflegekraft übernommen. Während der Übernahme wird auf Wunsch der Klientin im Radio der Sender NDR 2 gespielt. Alle zwei Tage Eincremen mit XY-Lotion ...

Beachten Sie auch Folgendes:
- Genaue Lokalisation
- Spezielle Mittel
- Ggf. Anzahl der beteiligten Personen
- Benötigte Hilfsmittel
- Art, Vorgangsweise und zeitliche Abstände (Wann? Wie oft? Welche Seite? Wo genau auf dieser Seite? Wie viel? Wie lange?)
- Wer (Klient, Pflegekräfte, Angehörige) führt welche Maßnahmen aus?

Scheuen Sie sich nicht, genau zu werden. Wenn Sie z. B. Hinweise zu einem validierenden Umgang oder andere ausführlichere Maßnahmen planen, dann sollten diese genau beschrieben werden.

---

[24] MDS. Grundsatzstellungnahme Pflegeprozess und Dokumentation. Essen 2005.

> **Beispiel**
>
> - Die nächsten zwei Wochen wird das Lied »Guten Abend, Gute Nacht« am Bett gesungen. Dabei sitzt der Bewohner neben der Pflegekraft auf der Bettkante.
> - Der Bewohner wird in seinen alten Kompetenzen (Justizangestellter) gestärkt. »Ja, Sie wussten schon, wo es lang geht« – »Sie haben lange für Recht und Ordnung gesorgt«
> - Er wird ernsthaft nach der damaligen Situation befragt: »Was ist passiert?«; »Wie haben Sie sich damals gefühlt?«; »Was haben Sie dann gemacht? Was kam danach?« Bei ihm bleiben, Sicherheit durch Nähe geben.
> - Auf seine Angstäußerungen wird mit Gefühl und Empathie reagiert. Er wird nicht beschwichtigt, sondern es wird validierend geantwortet: »Ja, es ist schon schwer, allein zu sein:«; »Sie sind traurig, weil Sie allein sind? Kommen Sie, wir bleiben ein Weilchen zusammen ...«

46. Tipp: Beachten Sie die Form der Hilfeleistung

Es gibt starke Unterschiede, wie Pflegemaßnahmen beschrieben werden können. Für mich als Pflegekraft, für die Klientin, für ihr Umfeld sowie für den MDK macht das sehr viel aus.

Pflegemaßnahmen sind Hilfeleistungen und können so aussehen:

Formen der Hilfeleistung

Unterstützung: Eine Unterstützung liegt dann vor, wenn der Pflegebedürftige grundsätzlich zur selbstständigen Erledigung einer Verrichtung in der Lage ist, jedoch zur Vorbereitung, Durchführung oder Nachbereitung ergänzende Hilfeleistungen der Pflegeperson benötigt. Die Unterstützung kann Teil der aktivierenden Pflege sein (Bereitstellen von Waschwasser, Waschlappen reichen, Auswahl geeigneter Kleidungsstücke etc.).

Teilweise Übernahme: Eine teilweise Übernahme der Verrichtung liegt dann vor, wenn eine Hilfe zur Vollendung einer teilweise selbstständig erledigten Verrichtung benötigt wird. Eine teilweise Übernahme des Waschens liegt z. B. dann vor, wenn Gesicht und Körper selbstständig gewaschen werden, für das Waschen der Füße und Beine aber die Hilfe einer Pflegeperson benötigt wird. Auch wenn eine Verrichtung begonnen, aber z. B. wegen Erschöpfung abgebrochen wird, kann eine teilweise Übernahme der Verrichtung notwendig werden. Die teilweise Übernahme kann Bestandteil der aktivierenden Pflege sein. Sie ist dann darauf gerichtet, verloren gegangene Fähigkeiten wiederzuerlernen oder nicht vorhandene Fähigkeiten zu entwickeln.

Vollständige Übernahme: Eine vollständige Übernahme liegt dann vor, wenn die Pflegeperson die Verrichtung selbst ausführt und der Pflegebedürftige sich dabei passiv verhält, ohne einen eigenen Beitrag zur Verrichtung zu leisten.

Anleitung: Eine Anleitung ist dann erforderlich, wenn die Pflegeperson bei einer korrekten Verrichtung den Ablauf der einzelnen Handlungsschritte oder den ganzen Handlungsablauf lenken oder demonstrieren muss. Dies kann insbesondere dann der Fall sein, wenn der Pflegebedürftige trotz vorhandener motorischer Fähigkeiten eine konkrete Verrichtung nicht in einem sinnvollen Ablauf durchführen kann. Zur Anleitung gehört auch die Motivierung des Antragstellers bzw. Pflegebedürftigen zur selbstständigen Übernahme der regelmäßig wiederkehrenden Verrichtungen des täglichen Lebens.«[25]

47. Tipp: Gehen Sie exakt mit dem Begriff der »Selbstständigkeit« um

Vielfach finden sich in Pflegeplanungen die wunderlichsten Umschreibungen für die Bezeichnung von Selbstständigkeit bzw. eingeschränkter Selbstständigkeit. Machen Sie damit Schluss und verwenden Sie die Begriffe klar und eindeutig.

»Selbstständig: Fähigkeit zur selbstständigen Versorgung/Durchführung von Verrichtungen in einem Bereich, keine Hilfsperson und keine Hilfsmittel erforderlich

Bedingt selbstständig: Fähigkeit zur selbstständigen bzw. unabhängigen Versorgung mit einer oder mehreren Einschränkungen in einem Bereich; Hilfsmittel/Vorrichtungen sind vorhanden und werden genutzt; der Pat.

---

[25] König, J.: Der MDK – Mit dem Gutachter eine Sprache sprechen. Schlütersche Verlagsgesellschaft, Hannover 2010

benötigt mehr Zeit als üblich für die Verrichtung; bewältigt sie aber mit Mühe. Ggf. bestehen Sicherheitsbedenken im Zusammenhang mit den einzelnen Verrichtungen; in der Regel ist eine Hilfsperson erforderlich

Teilweise selbstständig: Fähigkeit zur selbstständigen Versorgung/Verrichtung ist eingeschränkt; Einzelverrichtungen werden unvollständig ausgeführt. Eine Hilfsperson ist zur Anleitung bei der Vorbereitung und Durchführung von Verrichtungen bzw. zu ihrer zeitweisen Übernahme erforderlich

Unselbstständig: Fähigkeit zur selbstständigen Versorgung/Verrichtung ist nicht vorhanden. Hilfestellung ist in allen Phasen der Versorgung/Verrichtung erforderlich.«[26]

Damit ist klar, dass der Begriff »selbstständig« eine spezifische Bedeutung hat und deshalb auch sorgfältig verwendet werden muss.

48. Tipp: Beziehen Sie erschwerende Faktoren mit ein

Sind bei der Klientin erschwerende Faktoren in der pflegerischen Situation zu erkennen, sollten sie genannt werden, denn schließlich haben sie Auswirkungen auf die Maßnahmen.

Allgemeine Erschwernisfaktoren sind: Körpergewicht über 80 kg, Konstrakturen/Einsteifung der Gelenke, hochgradige Spastik, Hemiplegien oder Paresen, einschießende unkontrollierte Bewegungen, Fehlstellungen der Extremitäten, eingeschränkte Belastbarkeit infolge schwerer kardiopulmonaler Dekompensation mit Orthopnoe und ausgeprägter zentraler und peripherer Zyanose sowie peripheren Ödemen, Abwehrverhalten mit Behinderung der Übernahme (z. B. bei geistigen Behinderungen/psychischen Erkrankungen). Stark eingeschränkte Sinneswahrnehmung (Sehen/Hören) starke therapieresistente Schmerzen, pflegebehindernde räumliche Verhältnisse, zeitaufwendiger Hilfsmitteleinsatz. Bitte ergänzen Sie diese Auflistung um weitere Faktoren, die Ihnen auffallen und die tatsächlich ein Erschwernis sind. Treffen einer oder mehrere dieser erschwerenden Faktoren auf die Klientin zu, so benennen sie diese und die daraus notwendigen Folgen, wie z. B. das Bereitstellen von zwei Pflegekräften für die Durchführung der Körperpflege.

---

[26] MDS: MDK-Anleitung zur Prüfung der Qualität nach §§ 112, 114 SGB XI. Essen 2005

49. Tipp: Nutzen Sie Pflegediagnosen innerhalb des Pflegeprozesses

»Eine Pflegediagnose ist die allgemein gültige Beschreibung und vor allem die Beurteilung eines pflegerelevanten Zustands oder Sachverhalts, den der Klient hinsichtlich einer notwendigen und realistischen Veränderung erlebt. Zu Grunde liegt die nach Ursachen und systemischen Zusammenhängen suchende Unterscheidung bestimmter Merkmale, die durch Einschränkungen in der Gesamtsituation des Klienten und seines Umfelde entstanden sind.«[27]

50. Tipp: Lassen Sie sich von den Vorteilen der Pflegediagnosen begeistern

In der Praxis haben Pflegediagnosen viele Vorteile:
- Alle Pflegediagnosen eines Klienten beschreiben die Gründe der Pflege und den Pflegebedarf.
- Aus den Pflegediagnosen lassen sich die erforderlichen Pflegeleistungen und -interventionen ableiten.
- In den Pflegediagnosen sind die Informationen zusammengefasst, die verschiedene, an der Pflege beteiligte Personen benötigen, insbesondere bei Verlegungen.
- Die Pflegediagnosen ermöglichen eine einheitliche Fachsprache.
- Für typische Pflegephänomene werden international einheitliche Diagnosen definiert, die pflegerisch erkennbar, benennbar und behandelbar sind. (Laut KDA.[28])
- Die Pflegediagnosen sollen eine effektive und effiziente Kommunikation über den Zustand von Klienten aus pflegerischer Sicht ermöglichen (vgl. Abderhalden[29]).

---

[27] Messer, B.: Schnittstelle Pflegediagnose. In: pflegen ambulant 1/2004
[28] http://www.kda.de/files/publikationen/2006-01-24poster.pdf Entnommen am 20. 02.2012
[29] Messer, B.: Pflegeplanung für Menschen mit Demenz. Schlütersche Verlagsgesellschaft Hannover 2004.

51. Tipp: Beziehen Sie Pflegediagnosen Schritt für Schritt in den Pflegeprozess ein

Wenn Sie sich nach dem Studium der Fachliteratur oder einer hochwertigen Fortbildung zum Thema für Pflegediagnosen begeistern können, dann beginnen Sie Schritt für Schritt. Suchen Sie sich die Pflegediagnosen heraus, die in Ihren Pflegekontexten häufig vorkommen und proben Sie deren Einsatz. Nutzen Sie immer wieder die aktualisierte Literatur. Bedenken Sie, dass noch nicht alle Pflegediagnosen für die Altenpflege geklärt und anerkannt sind. Überprüfen Sie, ob es Sinn macht, die Pflegediagnosen zu verwenden, wenn die Rahmenbedingungen bestimmte Maßnahmen und Interventionen gar nicht hergeben.

52. Tipp: Verwenden Sie die Original-Pflegediagnosen

Wenn Sie sich in der Literatur die Pflegediagnosen anschauen, dann stellen Sie fest, dass es verschiedene gibt. Das liegt daran, dass es verschiedene Pflegediagnosenverbände gibt (z. B. NANDA – North American Nursing Diagnosis Association).

Die NANDA-Diagnosen sind derzeit am weitesten verbreitet. Wenn sie sich auf eine der NANDA-Pflegediagnosen beziehen, dann lassen Sie diese bitte auch im Original so stehen, sonst kommt es schnell zu einer fachlichen Verwischung.

53. Tipp: Werden Sie zu einer Frageexpertin, oder: »Fragen Sie Löcher in den Bauch«

Eine bekannte Weisheit aus dem Management lautet: »Wer fragt, führt.« Damit ist gemeint, dass Fragen ein Prozess ist, der die Macht besitzt, etwas zu bewirken. Ich nutze diese Erfahrung oder Erkenntnis beim Erstellen von Pflegeplanungen. Um die genaue Klientensituation »herauszubekommen«, nutze ich häufig folgende Fragen:
- Was genau kann die Klientin?
- Wie verhält sie sich bei was?
- Welche Fähigkeiten hat sie in diesem oder jenen Bereich?

- Wodurch ist sie eingeschränkt?
- Was macht sie wenn, … (Sie reagiert zum Beispiel mit »Abwehr auf die Durchführung der Intimpflege«)
- Warum macht sie das? Also: Warum zeigt sie dieses Verhalten?
- Woran genau merke ich das?
- Welches tiefere Bedürfnis steht hinter ihrem Verhalten?
- Was versucht sie zu vermeiden?

Diese Fragen sind nicht an die Bewohnerin selber zu richten, sondern eher für das Gespräch mit den Kollegen.

54. Tipp: Bedenken Sie, wie das, was Sie schreiben, auf andere wirkt

»Die Pflegedokumentation muss so beschaffen sein, dass eine fremde Pflegefachkraft, die nicht aus der Einrichtung kommt (z. B. eine Pflegefachkraft des Medizinischen Dienstes), sich ein zutreffendes Bild über die Situation eines Menschen machen kann und danach pflegen könnte – ohne dass ein Schaden für den Betroffenen entsteht …«.[30] Wenn Sie diesen Grundsatz beherzigen, sozusagen mit den Augen einer »neuen« Kollegin auf die Situation zu schauen, sind Sie wesentlich objektiver und kommen leichter ins Beschreiben.

Fragen Sie sich z. B. wie das, was Sie schreiben, auf andere wirkt:
- Wird deutlich, wie Sie zu dem Bewohner stehen? Mögen Sie ihn oder nicht?
- Fällt Ihnen die Pflegeplanung leicht oder schwer?
- Welches seiner Bedürfnisse ist Ihnen wichtig, welches eher nicht?
- Wo sind Ihre blinden Flecken?

Lesen Sie also gegenseitig Ihre Pflegeplanungen, Geben Sie sich förderliches Feedback und beziehen Sie die Gedanken Ihrer Kollegen ein.

---

[30] Sowinski, C.; Gennrich, H. et al. (Hrsg.): Organisation und Stellenbeschreibung in der Altenpflege. Köln 2000.

55. Tipp: Verbinden Sie die Pflegeplanung mit dem Pflegebericht

Der Pflegebericht ist ein zentrales Formular, das täglich in die Hand genommen wird. Häufig fragen sich Pflegekräfte, zu welchen Ereignissen sie Einträge vornehmen sollen. Diese Frage ist einfach zu beantworten:
Wenn Sie eine aktuelle Pflegeplanung erstellt haben, die dicht an der Lebenssituation und Lebensqualität der Klientin ist, haben Sie viele Themen, auf die Sie im Alltag der Pflege achten können. Das macht es leicht, den Pflegebericht sinnvoll zu füllen.

Tabelle 8: Dimensionen des Pflegeberichts.

Problem, Bedürfnis/Ursachen	Fähigkeiten
Informationsträger	Informationen können schnell erfasst und auch schnell weitergeben werden.
Informationsempfänger	• Andere Pflegekräfte der Einrichtung • Angehörige im Pflegeprozess • Therapeuten • MDK und/oder Pflegekasse oder andere Instanzen • Haus- und Fachärzte • Mitarbeiter begleitender Dienste
Nachweis Der Pflegebericht dient als Nachweis; die aktuelle Versorgungs- und Pflegesituation kann anhand des Pflegeberichtes gut dargestellt werden.	Indikation für Nachweis: • Haftungsrecht; eine Pflegeeinrichtung oder eine Pflegekraft kann anhand der Situationsbeschreibung im Pflegebericht nachweisen, wie bei bestimmten, meist problembelastenden Ereignissen gehandelt worden ist. • Der Pflegebericht wird als Beweismittel in Streitfällen herangezogen. • Mehr- oder Minderleistungen werden dargestellt. Wird z. B. dokumentiert, dass ein Klient die morgendliche Ganzkörperwaschung abgelehnt hat, muss auch hinzugesetzt werden, dass nur eine Teilwaschung durchgeführt wurde. Dies macht deutlich, wie umfangreich bestimmte Pflegesituationen im Alltag sind.

Problem, Bedürfnis/Ursachen	Fähigkeiten
Ursachenforschung Im Pflegebericht wird auch eine Ursachenforschung beschrieben, bzw. dazu angeregt.	Herausfinden von Ursachen In der täglichen oder regelmäßigen Pflege geschehen Ereignisse, die notiert werden. Dabei sollte hinterfragt werden, wodurch sie ausgelöst wurden, was der Auslöser war/ist. Dies ist wichtig, wenn Phänomene das erste Mal auftreten: Beispiel: Eine 86-jährige Dame lehnt sozusagen von heute auf morgen die Medikamenteneinnahme ab. Jetzt muss genau dokumentiert werden, was passiert ist: Hat sie z. B. gesagt: »Ich nehme das nicht, ich will nicht vergiftet werden« oder sind ihr die Tabletten evtl. zu dick und somit schwer zu schlucken? Oder erkennt sie die Tabletten nicht und wundert sich, was das ist? Die Pflegekraft, die den Eintrag macht, sollte, sofern sie etwas beobachtet hat, das in Zusammenhang mit dem Ereignis steht, dieses dokumentieren. Handelt es sich um einen Verdacht oder eine Vermutung, so sollte sie entsprechend gekennzeichnet sein.
Transparenz der Pflege- und Versorgungssituation Durch das Festhalten von Minder- oder Mehrleistungen sowie der Beschreibung der aktuellen Situation findet eine Darstellung der momentanen Situation statt.	Der Pflegebedarf, die aktuell notwendigen Maßnahmen und/oder Leistungen werden dargestellt, in Verbindung mit der Durchführungskontrolle oder dem Leistungsnachweis. Tritt eine akute Situation, wie z. B. Durchfall oder Erbrechen auf, wird das daraus resultierende evtl. sogar mehrfach stattfindende Wechseln von Bettwäscheteilen auch im Pflegebericht notiert. Problematische oder unbefriedigende Situationen werden klar dargestellt, evtl. Handlungsbedarf wird dadurch deutlich.

Problem, Bedürfnis/Ursachen	Fähigkeiten
Auswirkung der Pflegewirkung Innerhalb des Pflegeprozesses findet ein kontinuierliches Beobachten und Wahrnehmen der Pflegewirkung statt.	Tritt in der Pflege des Klienten oder in der Beziehung zu ihm oder seines sozialen Umfeldes eine Veränderung im Sinne von Wirkung der Pflege statt, dann wird dieses dokumentiert. Beispiel: »Tag XY, 8.10 Uhr. Fr. M. war heute in der Lage, nach gezeigter Handlung und Anreichen des Waschlappens, ihr Gesicht unter Anleitung zu waschen. B.M.« Dieses ist eine Auswertung für den Wunsch: »Klientin wäscht ihr Gesicht, Oberkörper vorne und Hände unter Anleitung selber.« So kann in kleinen alltäglichen Schritten festgestellt werden, ob die Gestaltung der Pflege einen sinnvollen Weg geht.
Entwicklung von kreativer Pflege Eine Pflegekraft entwickelt in einer Krisensituation bei einem Klienten eine Möglichkeit, mit der Situation positiv umzugehen. Über die Dokumentation ihrer Maßnahme kann sie es an andere weitergeben, die von diesen Möglichkeiten profitieren	Beispiel: Ein Klient reagiert bei der abendlichen pflegerischen Versorgung durch eine Pflegekraft mit Desorientiertheit. Er erkennt die Pflegekraft nicht, sondern spricht sie mit dem Namen seiner verstorbenen Frau an. Er lässt sich nicht an die Realität heranführen, reagiert mit körperlicher Verspannung, wiederholt den Namen seiner Frau. Er sucht die Hand der Pflegekraft und möchte diese halten. Da diese Situation bisher neu ist, versucht die Pflegekraft verschiedene Maßnahmen. Sie beschreibt anschließend, welche genaue Frage, Schlüsselwort oder Lied, Foto etc. zur Lösung beitrug. Die anderen Pflegekräfte profitieren von dieser Angabe, können diese dann anwenden.

56. Tipp: Dokumentieren im Pflegebericht – aber richtig

Bei Überprüfungen von Pflegeberichten stelle ich oft fest, dass in unzusammenhängenden Einzelsätzen dokumentiert wurde. Es entstanden Lücken und unlogische Schilderungen. Durch ein einfaches Schema lässt sich das abstellen. Innerhalb dieses Schemas ist eine Orientierung und sinnvolle Platzierung der Einträge möglich. Zunächst gibt es ein Grundschema für die Reihenfolge der Eintragungen im Pflegebericht:

1. Ereignis oder Situationsbeschreibung
Ein Problem tritt auf:
»Tag XY 7.20 Uhr: Frau XY liegend vor der Heizung vorgefunden. B. M.«

2. Aktion/Intervention, Maßnahme oder Handlung der Pflegekraft
Die Pflegekraft handelt und dokumentiert.
»Tag XY 7.20 Uhr: Frau XY am Körper abgetastet, keine sichtbaren Verletzungen, ist ansprechbar und äußert keine Schmerzen, Vitalwerte stabil, Hausarzt und Tochter telefonisch informiert. Frau XY mit Schwester Bärbel aufs Bett gelegt. Hausarzt kommt gegen 13.30 Uhr B. M.«

3. Ergebnis
Wie ist die Situation nach Durchführung verschiedener Maßnahmen? Das Ergebnis wird beschrieben:
»Tag Y, 13.45 Uhr: Besuch von Hausarzt, er sagt, dass bei Frau XY alles o. k. sei, das Neurocil wurde reduziert, siehe Med.-blatt. Frau XY darf wieder aufstehen, das möchte sie auch.« B. M.

Hier wird das Prinzip des Pflegeberichts deutlich: Diese Reihenfolge macht ein prozesshaftes Wahrnehmen und Berichten möglich. Wobei der letzte Schritt, also die Ergebnisbeschreibung, nicht immer positiv sein muss. Hier kann es sich auch um ein einen Krankenhausaufenthalt o. ä. handeln. Wichtig ist, dass problematische Situationen so lange mit Maßnahmen versehen und dokumentiert werden, bis die Situation sich wieder zum Guten gewendet hat.

57. Tipp: Dokumentieren Sie mit Struktur

Anlässe von Einträgen in den Pflegebericht:
- Benennung von ungewöhnlichen Situationen, Andeutung von Problemen mit Nennung der durchgeführten Reaktion bzw. Maßnahme der Pflegekraft mit Wirkungsbeschreibung.
- Beschreibung von Verlauf und Wirkung der Pflege.
- Eintragung nach jedem Einsatz. Dies ist vor allem deshalb wichtig, weil die nachfolgende Kollegin über die Situation informiert sein möchte und diese Informationen aus dem Pflegebericht erhält.
- Bei Eintragungen ist zu überlegen, ob sie Anlass eines neuen Pflegeziels sein sollten. D. h. ein direkter Transfer der Situationsbeschreibung auf den Pflegeplanungsbogen, einer evtl. jetzt gestellten Pflegediagnose, ist hier angezeigt.
- Gleichwertige Berücksichtigung von körperlichen, psychischen und sozialen Fakten. Im Pflegebericht spiegelt sich das Pflegeverständnis der Pflegekräfte wider. Versteht man einen Menschen ganzheitlich, dann sind Einträge zu den Bereichen **Körper, Geist und Seele** zu berücksichtigen. Die Anhäufung von Einträgen um allseits »beliebte« Themen und Ereignisse wie z. B. Abführen, Schmerzen, Kontakt zu Hausärzten etc. sind Ausdruck eines körper- und defizitorientierten Verständnisses.
- Eintragung von Mehr- oder Minderleistungen (auch nicht erbrachte Leistungen mit Nennung des Grundes).
- Tägliche Einträge sind anzustreben.

58. Tipp: Beachten Sie die Anforderungen an die Eintragungen

- Eintragungen sollten
- kurz und präzise sein
- täglich erfolgen
- nur aus Fakten, nicht aus Interpretationen bestehen
- möglichst Eigenaussagen der Klienten enthalten
- leserlich und mit Kugelschreiber eingetragen sein
- für die nachfolgenden Kollegen verständlich sein

Merke

- Nummerieren Sie alle Blätter.
- Wenn jeden Tag Einträge gemacht werden und dadurch berechtigterweise mehr Text zusammenkommt, ist es gut, sehr wichtige Hinweise zu kennzeichnen.
Dazu bietet sich an:
    1. Mit Textmarker bestimmte Textabschnitte zu kennzeichnen.
    2. In eine Extraspalte neben dem Geschriebenen ein Ausrufezeichen, evtl. noch verstärkend ein kleines Symbol.
- Einigen Sie Sich im Team auf Abkürzungen und hinterlegen sie diese schriftlich, das spart Zeit.

Die Dokumentation muss möglichst unmittelbar nach dem Ereignis – oder juristisch ausgedrückt: »ohne schuldhaftes Zögern« stattfinden. Eintragungen, die verspätet vorgenommen werden, sind problematisch. Es wächst die Gefahr, dass Werte vergessen oder fingiert/erfunden werden.

59. Tipp: Beachten Sie die MDK-Anforderungen an einen Pflegebericht

Die Einschätzungen, Kritiken und Aussagen des MDK sind unterschiedlich. Im Allgemeinen möchten die MDK-Mitarbeiter das Pflegedokumentationssystem überprüfen. Der Pflegebericht muss dazu Folgendes enthalten:
- Wichtige Geschehnisse
- Beobachtungen
- Informationen
- Aktuelle Probleme
- Verlauf
- Ursachen und Begründung für Veränderungen der Ziel- und/oder Maßnahmenplanung
- Besondere Hinweise

Es wird u. a. folgender Frage nachgegangen: »Enthält der Pflegebericht regelmäßig Angaben zu Veränderungen, Befindlichkeiten des Pflegebedürftigen, Reaktionen auf pflegerische Maßnahmen, Abweichungen von den geplanten Maßnahmen?« Beispiele hierzu sind Pflegeerfolge, aktuelle Ereignisse wie Stürze, physische und psychische Befindlichkeiten wie Schmerzen, Freude, Angst.

Die Frage kann bejaht werden, wenn:
- eine kontinuierliche Pflegeberichtserstattung erfolgt, in der die oben genannten Aspekte berücksichtigt werden und
- der Pflegebericht den Langzeitverlauf und die aktuelle Befindlichkeit widerspiegelt.

Eine weitere Frage: »Kann dem Pflegebericht situationsgerechtes Handeln der Mitarbeiter der Pflegeeinrichtung bei akuten Ereignissen entnommen werden? Z. B. bei Stürzen oder akuten gesundheitlichen Veränderungen des Pflegebedürftigen Information des Arztes?«

60. Tipp: Formulieren Sie mit Sinn und Verstand

Es gibt Situationen, in denen vielen Pflegekräften in der Eile des Alltags nicht das rechte Wort finden. Dann kann es passieren, dass ein Eintrag weggelassen wird. Deshalb hier an dieser Stelle eine kleine Auswahl:

»Es war nichts«
Diese Situation tritt häufiger auf, als vielfach angenommen. Dahinter steckt die Tradition innerhalb der täglichen Dokumentation eher nach negativen oder problematischen Ereignissen zu bewerten, als etwas positives oder eben ganz normales zu dokumentieren. Tatsächlich ist aber kein Tag wie der andere. Eine Pflegekraft ist mit dem Klienten und evtl. sogar seinem engem Umfeld in Kontakt, es wird kommuniziert, aktiviert, strukturiert, es wird auf emotionale Belange und Situationen eingegangen, validiert, getröstet, geschlichtet, es wird gestritten, vertragen, getröstet, gelacht, geweint, die Ereignisse aus der Vergangenheit tauchen auf, der Klient stellt Fragen, es wird beobachtet, angeregt, stimuliert und bei allem die Frage: War wirklich nichts? Ganzheitlich Pflegende nehmen mehr war als problematische Situationen.

Worauf kann ich achten, wenn ich der Meinung bin, es war nichts?
- Wie die pflegerische Situation war, z. B. bei der Durchführung der Körperpflege

- Gesprächsthemen oder Inhalte
- Reaktionen des Klienten (ganz besonders wichtig dort, wo häufig geringe oder wenig Reaktion wahrzunehmen ist)
- Zitate

Beispiele
- Tag XY, 12.15 Uhr, Auf mein Nachfragen sagte Frau M., dass es ihr gut gehe.
- Tag XY, 8,30 Uhr. Während der Körperpflege verfolgte mich Herr M. mit seinen Augen, er wirkte wach.
- Tag XY, 21.15 Uhr Auf meinen ausgesprochen Wunsch: Gute Nacht antwortete Frau G. heute das erste Mal seit einer Woche mit »Hallo«. Anschließendes Nachfragen ergab keine Antwort, sie drückte mir zum Abschied die Hand.

»Herausforderndes Verhalten«
Ein Thema, zum dem sich die absonderlichsten Eintragungen finden. Vielen fällt es schwer, eine unangenehme Situation in der z. B. ein herausforderndes Verhalten oder eine tatsächliche Aggression stattgefunden hat, zu beschreiben. Ein möglicher Grund könnte sein, dass die Befürchtung auf Seiten der Pflegekraft besteht den Klienten mit einem Eintrag »schlecht zu machen«. Primär gilt es, die Situation neutral und sachlich zu beschreiben.

Eine Hilfe und auch besonders zur Ursachenabklärung von möglichen Aggressionen ist es, wahrzunehmen und zu dokumentieren, bei welcher Gelegenheit oder welchem Anlass ein aggressives oder herausforderndes Verhalten aufgetreten ist.

Beispiele:
- Tag XY, 6.45 Uhr: »Als ich Frau Mustermann den Waschlappen reichte, sagte sie. »Hau ab, ich will nicht« und schlug nach meinem rechten Arm. Daraufhin versuchte ich die Unterstützung bei der Körperpflege erst 10 Minuten später, nachdem sie einen Kaffee im Bett getrunken hatte. Mit Erfolg. B. M.«
- Tag XY, 21.30 Uhr. »Als ich Herrn M. bat sich hinzulegen, trat er nach meinem Bein. Eine verbale Erklärung von mir half auch nicht, ihn zum Hinlegen zu bewegen. Auf meine Nachfragen, wo er denn die Nacht verbringen möchte, sagte er: »Ich schlafe im Sessel, lass mich in Ruhe, Du alte ...«

4 DIE PFLEGEPLANUNG – BASIS FÜR KREATIVE UND LIEBEVOLLE PFLEGE

Ich möchte an dieser Stelle auf Gedanken von Liliane Juchli hinweisen, die mich mit ihren Schriften immer wieder inspiriert hat: Sie schreibt unter dem Titel »Kreative Pflege ist alternative Pflege" Folgendes: „Alternative Pflege heißt, dass wir das, was wir tun, anders tun: nämlich bewusster, aufmerksamer und – ich wage es zu sagen – liebevoll, warmherzig und behutsam, also echter und wirklicher. Ein solches Tun ist schon ein Tun, das ganzheitlich ist; ein Tun, das in Verantwortung für das Ganze geschieht. Der alternativen Pflege möchte ich folgende Prädikate zuordnen:

Sie erfüllt Hoffnung: Die Hoffnung von Patienten, von Angehörigen, ja die Hoffnung des Pflegenden selbst: unsere je eigene Hoffnung nach Lebenstraum, Lebensqualität, Lebenssinn und Zukunft.

Sie gibt echte Antworten: Krankheit, Leid, Schmerz, Tod sind reale Tatsachen. Der Mensch, der davon betroffen ist, braucht Hilfe: keine Scheinhilfe, sondern wirkliche Hilfe. Eine solche Hilfe ist nur durch Menschen möglich, die verstehen, dass Heilung nur ganzheitlich geschieht und dass sie der Hinwendung, des Zuhörens, des Verstehens, letztlich der Liebe bedarf: also des Seins ebenso wie des Tuns.

Sie glaubt an die Veränderbarkeit der Zustände in der Welt und damit an die Veränderbarkeit der Lebensweise der Menschen, des Zustandes und der Befindlichkeit eines Patienten, der gewordene Strukturen und nicht zuletzt: seiner selbst!

Sie findet neue Sichtweisen, in denen wir selbstständig und bewusst für unser Tun und Lassen Verantwortung tragen; in denen wir neue, auch ungewohnte Fragen stellen und in denen wir wieder mehr auf die eigene innere Kraft vertrauen und die daraus erwachsende tatkräftige Initiative einsetzen, nicht nur für andere, sondern auch für uns selbst."[31]

Ich denke, dass eine lebendige Pflegeplanung genau das richtige Instrument ist, um sich der tieferen Kreativität von Pflege und der eigenen Persönlichkeit bewusst zu werden.

---

[31] Juchli, L.: Heilen durch Wiederentdecken der Ganzheit. Kreuz Verlag, Stuttgart 1993.

61. Tipp: Sie pflegen so, wie Sie sich fühlen ...

Ihre innere Haltung bestimmt Ihr äußeres Tun und Handeln. Dies spüren die Klientinnen. Wenn Sie hektisch und fahrig sind, pflegen Sie auch so. Wenn Sie dagegen in ruhiger und gelassener Stimmung sind, geht Ihnen die Arbeit erfahrungsgemäß leichter von der Hand. Machen Sie sich bewusst, dass sich viele Klientinnen auf pflegerische Handlungen freuen, weil es oft die einzige Zeit des Tages ist, zu der sie Aufmerksamkeit erfahren. Für Ihre Klientinnen ist die Pflegeeinrichtung nicht Arbeitsplatz, sondern Wohnung, zwar fremd oft, aber doch die einzige, die ihnen geblieben ist. Vielleicht nehmen Sie manchmal in Gedanken einfach die Perspektive einer Klientin ein – wie würden Sie dann gern gepflegt werden?

62. Tipp: Fordern Sie sich – dann fördern Sie die Klientin

In der Vergangenheit und jetzigen Gegenwart ist es üblich, Maßnahmen für die Klientin zu planen, damit sie etwas kann, oder etwas macht usw. Also auf den Punkt gebracht: Die Klientin soll etwas tun. So klingt es in diversen Büchern mit Formulierungsvorschlägen:
- Frau XY soll ... können
- Frau XY soll ... ml trinken
- Frau XY soll sich selber waschen.

Diese Formulierungen klingen für mich immer sehr fordernd. Fast so, als würde die Pflegekraft den Zeigefinger heben und die Klientin tut eilends etwas, was sie eigentlich gar nicht möchte.
  Dabei sollte es doch viel eher ganz anders sein: Wir Pflegekräfte sollen ein Umfeld schaffen, in dem die Klientin die bestmöglichen Voraussetzungen hat, zu leben, sich wohl zu fühlen und ihre individuellen Fähigkeiten und Ressourcen nutzen kann. Die Pflegeplanung ist für uns Pflegende! Wir sind diejenigen, die etwas zu tun haben, die eine Aufgabe haben. Diese Aufgabe soll etwas bei der Bewohnerin bewirken!

63. Tipp: Seien Sie offen für Überraschungen

Der Pflegeprozess mit seiner Pflegeplanung birgt so viel Raum, Entdeckungen zu machen und ungewohnte Pfade zu beschreiten. Dabei kann es Überraschungen geben:
- Situationen, die bisher als »Problem« galten, stellen sich als ressourcenvolle Situation heraus.
- Eine ungewohnte Problemlösung ist Grund zur Freude: bei einem unverhofften Betttag wird festgestellt, dass das Lesen noch gelingt
- Wir gewinnen eine neue Einsicht oder Erkenntnis (über uns selbst, die Klientin, die Schülerin etc.)
- Eine »schwierige« Klientin ist plötzlich keine mehr, weil wir ihr wahres Bedürfnis erkannt haben und damit ihre Weisheit zu Tage kommt. Vorher konnten wir sie evtl. noch gar nicht richtig erkennen.
- Unser Gespür für das wirkliche Anliegen von Bewohnern ist gewachsen und wahrnehmbar
- Eine scheinbar aussichtslose Situation kommt wieder in Gang
- Eine neue Qualität in der Pflegebeziehung ist wahrzunehmen, weil plötzlich: eine Geste, ein Wort oder eine Berührung eine neue lebendige Qualität herstellen

64. Tipp: Entdecken Sie die gute Absicht

Viele Pflegesituationen werden problemorientiert betrachtet: Da heißt es dann:
- Klientin lehnt die Körperpflege ab
- Klient trinkt nur ... ml
- Klientin lehnt das Tragen von Strümpfen ab

Nutzen wir hier die Kunst des Reframings, fragen wir uns: »Was ist die gute Absicht dahinter?« »Reframen« kommt aus dem NLP, dem Neurolinguistischen Programmieren und bedeutet »Umdeuten«, oder: Dinge in einem anderen Rahmen zu sehen. Diese Kunst des Umdeutens können Sie wunderbar für den Pflegeprozess nutzen.

Beantworten wir als die Frage nach der guten Absicht, dann kommen meist neue Erkenntnisse.

Beispiel:
Es heißt, eine Klientin schlägt die Pflegekräfte beim wöchentlichen Duschen. Dann stellt sich beim näheren Betrachten heraus, dass die Klientin Angst hat. Pure Angst. Sie eine fürchterliche Zeit in einem KZ verbracht und erinnert sich jedes Mal an die Duschen der Vergasungsanlagen. In ihrer Angst und Sprachlosigkeit wusste sie sich nicht zu helfen. Sie fühlte sich nicht verstanden und immer wieder übergangen. Somit blieb ihr irgendwann nichts anderes mehr über, als sich zu wehren, indem sie schlägt. Sicherlich hätte sie eine andere Form der Wunschäußerung gewählt, wenn sie es gekonnt hätte. Reframen können Sie vielfältig, ein paar weitere Einladungen sehen Sie in Tabelle 9.

Tabelle 9: Reframen Sie doch mal.

Standard-Aussage	Reframing
Ich mag keine Pflegeplanungen	Bisher habe ich noch keinen wirklichen Zugang zur Pflegeplanung bekommen
Ich mag Frau X nicht besonders, sie ist aber in meiner Gruppe.	Es gibt etwas an dem Verhalten von Frau X, was ich nicht mag. Da sie in meiner Gruppe ist, begebe ich mich auf die Suche, wie ich Zuwendung oder Sympathie zu ihr empfinden kann.
Meine Kollegen können das besser als ich	Nun schaue ich mal, wo mir die Kollegen mit gutem Beispiel voran gehen können und was ich wiederum ihnen zeigen kann.
Puuh, wie das Zimmer von Frau S. aussieht! So könnte ich nie leben!	Wie vielfältig das Verständnis der Menschen von Ordnung ist, ich lasse mich immer wieder überraschen.

5 DIE PFLEGEPLANUNG – SO BRINGEN SIE SIE ZU PAPIER

65. Tipp: Gute Kenntnisse machen Lust aufs Schreiben

Die Pflegefachkraft, die für eine Klientin die Pflegeplanung geschrieben hat, sollte die Klientin gut kennen und sie sollte sie wertschätzen. Damit sind die besten Voraussetzungen geschaffen, gern und konkret zu schreiben.

Wenn Sie die Klientin intensiv und mit ausgeprägter Wahrnehmung pflegen, sie beobachten, in ihren Fähigkeiten und aktuellem Pflegebedarf wahrnehmen, dann ist Ihre Niederschrift sehr nahe an der Pflegesituation und damit einfacher für Sie.

Als Pflegekonzept bietet sich hier eine intensive Bezugspflege oder gar das Konzept von Primary Nursing. So kann wirklich eine Pflegefachkraft die Regie haben!

66. Tipp: Vergessen Sie die »Expertensprache«

Vielfach sind in Pflegeplanungen umständliche, und auch »gestelzte« Formulierungen zu lesen.

Dahinter steckt evtl. der falsch verstandene Wunsch einer »hochwertigen fachlichen Sprache«. Natürlich ist es sinnvoll, die Dinge fachlich richtig und exakt zu benennen. Doch Wörter wie »Neglect« oder »Intertrigo« könnten dazu führen, dass Ihre Kolleginnen Ihre Planung nicht mehr lesen mögen, weil sie eigentlich jedes Mal ein Lexikon bräuchten.

Fragen Sie sich ehrlich: Sollte die Pflegeplanung zur Ihrer Selbstdarstellung da sein oder wollen Sie, dass Ihre Kollegen informiert sind, die Planung gern weiter schreiben und damit der Klientin zur bestmöglichen Pflege verhelfen?

67. Tipp: Wählen Sie eine günstige Tageszeit zum Schreiben

Sie sollten für das Schreiben einer Pflegeplanung jene Tageszeit wählen, zu der Sie geistig frisch sind. Stellen Sie sich folgende Fragen. Wann kann ich am besten denken? Wann bin ich kreativ? Vielleicht brauchen Sie ein oder zwei Wochen, um Ihre günstigen Tageszeiten zu finden. Versuchen Sie es doch einmal – Sie werden feststellen, dass es sich dann leichter schreibt, als wenn Sie sich eine starre Tagesstruktur verordnen, zu der sie zwar Zeit haben, aber bereits viel zu erschöpft sind, um noch eine gute Pflegeplanung niederschreiben zu können.

Reagieren Ihre Vorgesetzten eigenartig oder mit Unverständnis auf Ihren Vorschlag, Zeiten für Pflegeplanungen um 6.00 Uhr früh oder abends gegen 17.00 Uhr einzusetzen? Dann haben Sie hier das beste Argument: Sie sparen Zeit, wenn Sie geistig am frischesten sind. Das Argument sollte zählen.

68. Tipp: Bewegen Sie sich beim Denken

Für viele Pflegekräfte ist es eine Erleichterung, wenn sie »etwas tun dürfen«. Es fällt ihnen leichter, wenn sie handeln können, statt wie gefesselt vor einem Stück Papier zu sitzen. Die Lösung des Problems ist einfach: Bewegen Sie sich, damit Sie auch gedanklich in Fluss kommen!

Teilnehmerinnen aus meinen Trainings kennen das: »Die Messer turnt da vorn immer rum, ständig ist sie in Bewegung ...« Das hat jedoch den Vorteil, dass ich in Bewegung bin und dabei denke ich leichter. Das kommt mir und den Teilnehmerinnen zugute.

Eine Erfahrung, die ich beim Schreiben von Pflegeplanungen oder Büchern kenne: Wenn es nicht weiter geht, bloß weg!
- Starren Sie keine Löcher ins Papier, sondern lösen Sie sich davon:
- Holen Sie sich ein Glas Wasser oder eine Tasse Tee
- Gehen Sie zur Toilette
- Machen Sie einen Spaziergang (oder gehen Sie joggen)

69. Tipp: Vergessen Sie das Trinken nicht

Es ist eine Binsenweisheit, aber unser Gehirn läuft nachweislich »wie geschmiert«, wenn wir uns mit genügend Flüssigkeit versorgen. Viele von uns achten zwar auf ein ausgewogenes Trinkprotokoll für die Bewohner, kommen selber aber zu kurz. Stellen Sie also die Flasche Wasser neben die Pflegeplanung – und trinken Sie sich »in Schreiblaune«!

70. Tipp: Nutzen Sie Übungen aus dem Brain Gym®

BRAIN GYM® (wörtlich Gehirngymnastik) ist der Name einer Reihe einfacher und amüsanter Bewegungsübungen und Aktivitäten zur Förderung der Lernfähigkeit. Es ist eine von Paul Dennison entwickelte Methodik, die Lernenden dazu verhilft, sich ihr persönliches Lernpotenzial durch bestimmte Körperbewegungen und Berührungen jederzeit verfügbar zu machen. Dabei ist die Zusammenarbeit beider Gehirnhälften eines der Ziele. Brain Gym® ist bestens geeignet, um Konzentration und Aufmerksamkeit zu erhöhen.

Die Überkreuzbewegung
Bewegen Sie den rechten Arm zusammen mit dem linken Bein, den linken Arm zusammen mit dem rechten Bein. Bewegen Sie sich vorwärts, rückwärts und seitwärts, oder marschieren Sie auf der Stelle.

Die liegende Acht
Beginnen Sie mit der linken Hand und fahren Sie vom Mittelpunkt der Acht aus nach links oben. Folgen Sie mit Ihren Augen der Bewegung Ihrer Hand. Zeichnen Sie die Acht mit jeder Hand dreimal, dann dreimal mit beiden Händen zusammen. Sie können die Acht auch auf ein Blatt Papier malen.

6 DIE PFLEGEPLANUNG – OHNE ANFORDERUNGEN GEHT ES NICHT

71. Tipp: **Beachten Sie die Anforderungen der nationalen Expertenstandards**

Es gibt für den Pflegeprozess konkrete Anforderungen, die aus den jetzt aktuellen und zukünftigen Expertenstandards resultieren.

Tabelle 10: Anforderungen an den Pflegeprozess.

Die Risikoeinschätzung	In allen Expertenstandards wird von einer Pflegefachkraft gefordert, das individuelle Risiko der Klientin einzuschätzen. Dies betrifft dann jeweils das: • individuelle Dekubitusrisiko • individuelle Sturzrisiko
Genaue Einschätzung	Hiermit ist eine sehr genaue und detaillierte Einschätzung der individuellen pflegerelevanten Situation bei der Klientin gemeint. Speziell: • Erfassung von evtl. vorhandenen Schmerzen (Schmerzqualität und -intensität) • genaue Erfassung der Bewegungsfähigkeit • genaue Ausprägung der Kontinenz • genaue Ausprägung der Orientierung Für den Expertenstandard »Entlassungsmanagement« ist darüber hinaus noch wichtig: Eine genaue Einschätzung der Selbstpflegefähigkeiten sowie eines evtl. zukünftigen Unterstützungsbedarfs
Beratung	In allen Expertenstandards werden konkrete Anforderungen der Pflegefachkraft hinsichtlich einer Beratung gestellt. Sie berät die Klientin und ihre primären Bezugspersonen über das individuelle Risiko (oder die aktuelle pflege- oder handlungsrelevante Situation) und die schlägt sinnvolle Maßnahmen vor.

Wirksame Interventionen	Die Pflegefachkraft entwickelt gemeinsam mit der Klientin und ihrer primären Bezugsperson einen individuellen Maßnahmenplan. Bei der Erarbeitung eines individuellen Maßnahmenplanes stehen die Wünsche und Bedürfnisse der Klientin sehr zentral im Mittelpunkt.
Maßnahmen der Einrichtung	Die Einrichtung, die für die Klientin Pflege anbietet, hält entsprechende Rahmenbedingungen und Möglichkeiten vor. Dies ist explizit in den jeweiligen Expertenstandards beschrieben, hier jedoch eine kleine Auswahl: • Ein Programm zur Förderung von Bewegung, Gleichgewicht, • Körpergefühl • Geeignete Hilfsmittel • Fachwissen und Können der Pflegekräfte (z. B. in Form adäquater Fortbildungen) • Geeignete pflegerische Maßnahmen (z. B. Kontinenztraining, • pflegerische Maßnahmen des Schmerzmanagements etc.) • Angepasstes Wohnumfeld
Transparente und festgelegte Kommunikationsformen	Sämtliche Expertenstandards fordern ein sinnvolles, festgelegtes und transparentes Kommunikationsmanagement. Kommunikationswege sollen erfasst sein, sinnvoll aufgebaut sein, gepflegt werden und zum Teil in Form von Verfahrensanleitungen festgelegt werden.
Zusammenarbeit mit anderen an der Pflege Beteiligten	Die Pflegefachkräfte und die Einrichtung, die die Klientin unterstützt, sind verpflichtet, andere an der Pflege beteiligte Personen und Berufsgruppen über die jeweils relevante Situation zu informieren. So z. B. beim Krankentransport, bei der Überleitung, bei der Therapiebestimmung etc.
Evaluation	Eine ständige, ehrliche Evaluation der geplanten und durchgeführten Interventionen inkl. des Ergebnisses findet statt. Die Pflegefachkraft überprüft die Situation kontinuierlich und sie zieht gemeinsam mit der Klientin und anderen an der Pflege Beteiligten die Konsequenzen, indem die Pflege der aktuellen Situation angepasst wird. Dazu gehört evtl. einen erneute Risikoeinschätzung und auf jeden Fall einen detaillierte Dokumentation

Lubatsch schreibt (am Beispiel der Dekubitusprophylaxe): »Ob eine Dekubitusprophylaxe als qualitativ gut beurteilt wird, hängt nicht allein davon ab, was gemacht worden ist, sondern auch, wie etwas durchgeführt worden ist.«[32]

72. Tipp: Akzeptieren Sie die methodische Hilfe der Standards

Speziell angesichts der umzusetzenden Anforderungen aus den nationalen Expertenstandards und auch aus anderen gesetzlichen und fachlichen Forderungen heraus, verliert derzeit die eine oder andere Pflegefachkraft den Mut.

Auf der anderen Seite bringen die nationalen Expertenstandards endlich vieles ins Rollen. Pflegequalität wird definiert, den Pflegefachkräften wird eine hohe Kompetenz zugesprochen und vieles mehr. Mittlerweile sind sie es gewohnt, sich mit den Expertenstandards des DNQP auseinanderzusetzen.

Es gibt im Expertenstandard »Sturzprophylaxe in der Pflege« einen Textauszug, der genau meine Gedanken dazu ausdrückt: »In den vergangenen Jahren wurde zunehmend deutlich, dass Expertenstandards Pflegefachkräfte auch methodisch unterstützen. Mit dem Instrument der Standards legen Pflegefachkräfte ihr pflegerisches Leistungsniveau verbindlich und transparent fest.«

Wobei eine niedergeschlagene und frustrierte Grundstimmung wenig Energie fürs Weitermachen in sich birgt. In dem Buch »100 Tipps zur Umsetzung der Expertenstandards« finde Sie eine Fülle an Anregungen. Und natürlich in anderer einschlägiger Literatur.

---

[32] Lubatsch, H.: Dekubitusmanagement auf der Basis des nationalen Expertenstandards. Schlütersche Verlagsgesellschaft, Hannover 2004.

7 DIE PFLEGEPLANUNG – BEISPIELE HELFEN WEITER

73. Tipp: Pflegeplanung für eine häusliche Situation

Tabelle 11: Pflegeplanung für eine häusliche Situation.

Pflegebedarfssituation		Ziele	Maßnahmen
1. 24.01.12	Mangelernährung bedingt durch Appetitlosigkeit u. situative Verkennung • Sichtbare Gewichtsabnahme (wiegen z. Z. nicht möglich). Lt. Aussage der Angehörigen bekommt sie sehr kleine pürierte Mahlzeiten, die sie sehr langsam schluckt. Klientin äußert keine Wünsche, was sie gerne isst. Lt. Aussage der Tochter isst sie gerne Süßes. Schluckt sicher. • Vorgeschlagene Maßnahmen aus der Beratung der Pflegefachkraft werden derzeit nicht umgesetzt. (s.B.*) • Fr. XY war immer schlank, siehe Photoalbum * s.B, ist eine Abkürzung für: Siehe Büro. Damit ist gemeint, dass ergänzende Hinweise zur Klientin und ihrer familiären Situation im Büro der Sozialstation dokumentiert werden)	• Klientin nimmt ... kcal tgl. zu sich. (Fernziel) • Tochter ist motiviert, Ernährungssituation zu verbessern • Tochter nimmt Beratung an und setzt diese positiv um • Sichtbare Gewichtszunahme • Tochter ist motiviert, mit der Mutter zusammen zu essen • BMI-Wert ist erfasst, bzw. Taillenumfang ist bekannt	• Pflegekraft berät Tochter bzgl. »Gemeinsam essen«, und hochkalorische Zusatzkost • Fachpflegebezugsperson stellt Kontakt zu einer Ernährungsberaterin der Firma XY her, zwecks Beratungsgespräch • Klientin 1 x wöchtl. mit normaler tragbarer Waage wiegen, oder Klientin 1 x wöchtl. mit Maßband an Taille messen • Dokumentation der Beratung und deren Umsetzung im Pflegebericht.

74. Tipp: Von der Anamnese zur Planung – ein Beispiel

Das folgende Beispiel besteht aus zwei Teilen:
1. Teil: Die Pflegeanamnese
2. Teil: Die Pflegeplanung

Frau B.:
Diabetes Mellitus, Insulinpflichtig, Harnwegsinfekt, arterieller Hypertonus, Lebermetastasen bei unbekanntem Primärtumor, Hirnorganisches Psychosyndrom, Hypokaliämie, Anämie makrozytär

Kommunizieren können
Wiederholt immer wieder bestimmte Sätze, spricht klar und deutlich. Sie antwortet, wenn sie gefragt wird, äußert aber keine eigenen Wünsche und fängt von sich aus kein Gespräch an.

Wenn sie etwas möchte, dann ruft sie nach der Tochter, z. B.: »Hilfe, Hilfe, nun helft mir doch ... Karin, Karin!« Rufen durchschnittlich einmal pro Stunde tagsüber.

Sie scheint Gesagtes zu verstehen, Sehvermögen schlecht einschätzbar, trägt Brille nicht, wirft diese z. B. auf den Boden.

Orientierung
Orientierung stark eingeschränkt, zum Ort und Zeit keine O. erkennbar; reagiert auf ihren Namen mit Erkennen, macht aber keine Angaben zu ihren persönlichen Daten.

Situative Orientierung kaum einschätzbar, nutzt Utensilien meist sachgemäß.

Sie duzt generell alle Pk, nennt diese aber nicht beim Namen

Sich bewegen können
Ganzer Körper beweglich, bewegt sich viel im Bett, liegt viel auf der Seite in Embryolage.

Weiches, entspanntes, kraftloses Bewegungsmuster.

Transfer nur mit Unterstützung durch Pk, sitzt aufrecht im Sessel, sitzt sicherer (fühlt sich wohler) in ihrem Zimmer, als in Gemeinschaftsräumen.

Stehen und Gehen durch Kraftlosigkeit derzeit nicht möglich. Kraftlosigkeit evtl. bedingt durch Rückzugswunsch nach Oberschenkelhalsfraktur. Geringe Motivation zur Bewegung. Stark dekubitusgefährdet.

Vitale Funktionen
Ihr ist eher warm als kalt; sie liegt nachts z. B. aufgedeckt. Warmer, gut durchbluteter Körper. Nach längerem Sitzen leichte Ödeme an den Knöcheln.
 Stabile Vitalzeichen. Extrem schwankende BZ-Werte. Gibt keine Hinweise bei evtl. Unterzuckerung. Gute Lungenbelüftung durch lautes Rufen. Keine Kurzatmigkeit

Sich pflegen und kleiden können
Sie äußert ihre Wünsche bzgl. der Körperpflege deutlich, meist im Bereich der Ablehnung von Körperpflege, z. B. durch Rufen, Kratzen, Kneifen, um sich schlagen.
 Sie könnte sich bei guter Tagesform das Gesicht unter Anleitung selber waschen
 Evtl. hat sie früher wenig Wert auf eine ausführliche Körperpflege gelegt.
 Keine eigene Körperpflege erkennbar. Sie wählt keine eigene Kleidung aus, es scheint sie nicht zu interessieren; sie akzeptiert Kleidungsauswahl der Pk. Sie bewegt die Arme/Beine beim An- und Auskleiden bei guter Tagesform unterstützend mit.
 Trägt eher Hosen als Röcke.
 Sie akzeptiert An- und Auskleiden durch Pk eher, als die Übernahme der Körperpflege
 Starke Gefahr einer Hautschädigung durch Pergamenthaut und Petechienblutungen, trockene Haut. Sie trägt Wundverbände, die sie sich ab und zu abmachen möchte

Essen und Trinken
Isst mundgerecht vorbereitete Nahrung, isst immer auf, trinkt ausschließlich unter Anleitung. Durchschnittliche Trinkmenge: … ml. Trinkt gern Apfelschorle und Kaffee. Äußert keine Wünsche mehr. BMI liegt bei …

Ausscheiden können

Stuhl- und harninkontinent. Trägt seit Krhs.-aufenthalt einen DK, lt. Hausarzt/Urologen Indikation für DK, da sie bei Diabetes M. und allgemein schlechter Wundheilung stark dekubitusgefährdet ist. Stuhlgang mehrfach tgl. in der Einlage, bekommt Lactulose.

Sie äußert verbal und nonverbal bei der Intimpflege Unbehagen, z. B.: »Aua!«

Ruhen und Schlafen können

Sie ist morgens wach und ausgeschlafen, schläft lt. Nachtwache tief und fest, schläft auch bei nächtlicher Versorgung weiter. Macht Mittagsschlaf, ab und zu kleines Nickerchen tagsüber.

Sich beschäftigen können

Sie sitzt viel im Sessel, guckt nicht bewusst TV, egal welches Programm. Blättert wahllos in Zeitschriften. Nimmt nicht am Beschäftigungsangebot des Hauses teil. Guckt aus dem Fenster, ruft nach der Tochter.

Emotionalität

Es ist kein Unterschied in der Reaktion auf männliches oder weibliches Pflegepersonal erkennbar. Starke Fixierung auf die Tochter. Sie drückt kein erkennbares Bedürfnis nach Nähe und/oder Zuneigung gegenüber Pk aus.

Für Sicherheit sorgen können

Sie kann persönliche Risiken nicht einschätzen. Nutzt Klingel nicht, holt Hilfe durch Rufen.

Sie wirkt voller Angst und scheint unsicher zu sein; z. B. Frage: »Was kommt jetzt?«

Akute Sturzgefahr, ebenso derzeit partielle Fixierung, Aufstehgefahr derzeit unklar.

Akzeptiert Medikamentengabe.

Hinweis: Akute Sturzgefahr durch Therapeutin abklären lassen – im Hinblick auf Nationalen Expertenstandard.

Soziale Bereiche des Lebens sichern
Baut keine sozialen Kontakte zu anderen auf, starke Fixierung auf Tochter, andere Angehörigen waren noch nicht hier. Sie ist eine Einzelgängerin.

Existenzielle Erfahrungen des Lebens
In der Vergangenheit Alkoholsucht, auch hier im Hause trank sie gern Rotwein.

Ca. zwei bis drei Mal die Woche äußert sie, dass sie nicht mehr leben möchte, wünscht sich vom Pflegepersonal eine Tablette oder Spritze, damit sie sterben kann. Spricht dies von sich aus direkt an. Sie wirkt traurig, unglücklich. Sie wird ruhiger, wenn man ruhig und geduldig mit ihr umgeht, wenn sie Fürsorge erfährt. Bisher kaum Informationen zur Biografie bekannt.

Achtung, Hinweis: Unbedingt nachbessern!

75. Tipp: Beispiel einer Pflegeplanung bei intimen Versorgungen

Nr.	Pflegerische Ist-Situation	Ziele – Lösungen – gewünschter Zustand	Maßnahmen
	T: Berühren des Intimbereichs im öffentlichen Bereich des WB **U:** Evt. Desorientierung zur Situation, evtl. reduziertes Schamgefühl (Diagnose Demenz) **M:** Tagesformabhängig fasst Hr. XY sich über Stunden (bis zu 5–6 Stunden) mit der Hand in die Unterhose, dabei rutscht zwangsläufig die Einlage zur Seite. Folge: Kleidung ist durch Harnausscheidung nass. Dies geschieht, während er im öffentlichen Bereich des Wohnbereiches sitzt. Gesichtsausdruck variiert nicht gegenüber Situationen, in denen er sich nicht berührt. Konkrete Ursache ist bisher nicht zu erkennen.	• Ursachen sind bekannt • Genaue Diagnostik/ Urologische Abklärung ist erfolgt • Er berührt sich in geschützter Atmosphäre • Es ist bekannt, wie es ihm mit der Situation geht. • (Andere Menschen, die sich gestört fühlen, sind informiert, dass Verhalten durch Krankheit bedingt ist),	• Termin beim Urologen, mit Angehörigen Besuch dort klären. • Testphase: Alle 3 Tage die Art der Vorlage wechseln, Reaktion beschreiben. Auswerten • Männliche Pflegekraft testet mit Bew. die Verwendung einer Urinflasche oder eines Urinkondoms. • Sichtschutz für seinen Platz auswählen, verwenden.

▶▶

Nr.	Pflegerische Ist-Situation	Ziele – Lösungen – gewünschter Zustand	Maßnahmen
	Vielleicht braucht er Stimulanz als »Mann sein«, oder er empfindet die Vorlage als Fremdkörper, oder unangenehm Andere Bewohner und Angehörige fühlen sich gestört. Sagen z. B. »Alte Sau«. Es gibt derzeit feste Plätze, von denen keiner abweichen will, sodass Sitzplatzwechsel vermutlich nicht möglich sind.		• Bewohner einen anderen Platz anbieten, bis Urologenkonsil stattgefunden hat.

76. Tipp: Beispiel einer Pflegeplanung bei Weglauftendenz

Nr.	Pflegerische Ist-Situation	Ziele – Lösungen – gewünschter Zustand	Maßnahmen
2.	**T:** »Nach Hause wollen« Ursache: Diagnose Demenz, Sehnsucht nach Hause **U:** Fr. X lebt auf einem WB, wo fast alle Bew. orientiert sind **M:** Tägl. um die Abendbrotzeit sagt sie: »Ich möchte zu meinen Kindern nach Hause«, läuft a. d. WB angespannt hin und her, hat bisher den Ausgang nicht gefunden. Sie wirkt dabei sehr verzweifelt, auch im Gesicht, Anspannung steigert sich, ca. 20 Minuten lang, kommt dann erschöpft zurück.	• Sie drückt ihr Gefühl, ihre Trauer weiter aus. • Sie fühlt sich auch in Krisen zu Hause, geschützt und geborgen • Sie fühlt sich ernstgenommen • Möglichkeit der Begleitung durch die Söhne bzw. nahe Bezugsperson ist gefunden • Zuhause-Rituale sind gefunden	• Mit Söhnen über die Möglichkeit sprechen, sie zu dieser Zeit zu besuchen. Dito nach früheren Abendritualen fragen • Mit sozialer Betreuung über die Gestaltung von Familien-Abendritualen sprechen und dann ausprobieren. • Wenn sie beginnt, nach Hause zu wollen, validieren: Sie beim Gehen begleiten. Antriebe, Lebensthemen wie »Sehnsucht nach Hause«, zu den Kindern ansprechen, z. B. dass wir alleine sind. Wenn Gefühl ausgelaufen ist, nach dem Guten fragen, z. B. »Was war das Schöne zuhause? »Wie sah die Küche aus?« etc. Sprichwörter und Fotos verwenden.

Nr.	Pflegerische Ist-Situation	Ziele – Lösungen – gewünschter Zustand	Maßnahmen
	Ist sonst sehr »gut gelaunt«, wirkt entspannt, scheint sich dann »zuhause zu fühlen« Ablenken, z. B. durch Toilettengang, Wasser trinken etc. bringt etwas Ruhe.		Interventionen der PK und Reaktion der Bewohnerin darauf dokumentieren • Ausprobieren, ob es ihr gut tut, wenn sie dann etwas zu tun hat, z. B. Hausarbeit.

77. Tipp: Beispiel einer Pflegeplanung bei Dekubitusgefahr

Nr. Pflegerische Ist-Situation	Ziele – Lösungen – gewünschter Zustand	Maßnahmen
T: Dekubitusgefahr hoch, **U:** Bewegungseinschränkung, reduzierte Wahrnehmung des Körpers **M:** Bradenskala 16 Pkt. Herr O. hatte bisher auch Dekubitus (Außenknöchel). Entwickelt bei Auflagedruck keine Hautrötungen, äußert keinen Druckschmerz, führt keine erkennbaren Mikrobewegungen im Liegen aus. Liegt auf ADM. Eiweißversorgung hoch durch Sondenkost.	• Er bleibt dekubitusfrei. • Gewebetoleranz bleibt so hoch. • Er erhält Hinweise über sein Körperschema.	• 1 x tgl. Überprüfung der ADM. • Ernährung und Flüssigkeit siehe FEDL »Essen und Trinken«. • Positionierung im Bett: alle 2 Stunden 30° Seite und Rücken im Wechsel. • Nicht länger als 2 Stunden ohne Unterbrechung im Rollstuhl sitzen lassen. Druckentlastung durch Gelkissen in Rollstuhl. • Bewegungsförderung, siehe oben. • Hautbeobachtung von Gesäß und Fersen beim Positionswechsel und der Inkoversorgung. • PC 30 V am Steiß und Gesäß (speziell zum Schutz vor Urin und Stuhl), versuchsweise an Knöchel und Fersen. • 2x tgl. Basale Stimulation®, Förderung des Körperschemas durch Vibrationsmassage.

78. Tipp: Beispiel einer Pflegeplanung bei Sturzgefahr

Pflegerische Ist-Situation	Ziele – Lösungen – gewünschter Zustand	Maßnahmen
T: Sturzgefahr **U:** Risikofaktoren: Nebenwirkungen von BTM-Gabe, Orientierungslosigkeit, Bewegungseinschränkung, teilweise ohne Schuhe gehen. **M:** Besondere Gefahrensituationen sind bei ihr Ausrutschen in Urinpfützen, häufig nachts zwischen 2:00 und 6:00 Uhr, denn dann läuft sie barfuß auf dem Wohnbereich oder im Zimmer herum. Ansonsten hat sie einen aufrechten, sicheren Gang, sucht sich Halt. Sie ist bisher hier 1 x nachts gestürzt, hat dann auch Hilfe durch Rufen geholt	• Sie ist sturzfrei. • Sturzfolgen sind reduziert. • Sie macht sich weiterhin bemerkbar.	• Festes Schuhwerk tragen lassen, wenn sie barfuß angetroffen wird, ihr sofort Schuhe anziehen. • Beobachtung von möglichen Medikamentennebenwirkungen und Gangverhalten. • Hausarztkonsil wegen Optimierung der Medikamente (incl. Überprüfung der Nebenwirkungen), Verordnung von Trochanterschutzhosen. • Tochter wird über Sturzrisiko informieren, sie die Hosen kaufen lassen • In der Nacht mindestens 3 Kontrollgänge.

79. Tipp: Beispiel einer Pflegeplanung bei Wahnvorstellungen

Pflegerische Ist-Situation	Ziele – Lösungen – gewünschter Zustand	Maßnahmen
Kommunikation **T:** Halluzinationen/Wahnvorstellungen **U:** z. Z. noch keine Diagnose. **M:** Speziell nachts u. abends Halluzinationen (Männer kommen, schneiden Beine ab, stechen in die Beine, nehmen Lunge raus, nennt Namen) sie liegt mit einem Messer im Bett. Denkt, dass bei ihr geklaut wird, speziell denen gegenüber, die in ihr Zimmer kommen.	• Es ist bekannt, ob sie Lust hat, etwas zu erzählen • Genaue Diagnostik • Ideen sind entwickelt, wie sie nachts Sicherheit erfährt, z. B. Hund • Sie wird in ihrer Berliner Identität gestärkt • Sie erfährt, dass sie nicht alleine ist, wenn sie Angst hat. • Sie erfährt Respekt und Achtung	• Beratungsgespräch mit der Tochter über die Situation der Mutter. Abklären, ob: Hund/Katze möglich, genaue Diagnostik, Anschaffung eines CD-Players. • Frau B. mit Frau G. zusammen bringen, beide sind Berlinerinnen. • Facharztkonsil • Mit Geschäftsführung über den Hund sprechen, ob sie testweise einen Hund zu sich nehmen darf

Pflegerische Ist-Situation	Ziele – Lösungen – gewünschter Zustand	Maßnahmen
Äußert Angst und geht z. T. gar nicht mehr in ihr Zimmer, will manchmal eher im Tagesraum schlafen. Tagsüber »schimpft« sie, laut beleidigend, wirft mit Sachen etc. Ist Einzelgängerin. Wenn verbal gespiegelt wird, wird sie noch aufgebrachter. Kennt ihr Zimmer, Einrichtung, Pflegekräfte etc. Trinkt gut, kein Flüssigkeitsdefizit. Ist Berlinerin, lebt wegen der Tochter hier. Ist zeitlich orientiert. Reagiert positiv auf Hunde. Gegenwart von PK tut ihr bei Angst gut.		• Mit Herrn XY sprechen, wegen Berliner Musik • Den Tag über das Thema Berlin im Gespräch aufgreifen, z. B. ein Berliner Lied singen. Bildbände ausliegen lassen. • Persönliche 10-Minutenaktivierung zum Thema Berlin. • Wenn sie ihre nächtliche Angst bekommt, bei ihr im Zimmer bleiben, sie im Gemeinschaftraum schlafen lassen, oder auch Tiere in das Zimmer geben

80. Tipp: Beispiel einer Pflegeplanung bei Ablehnung von Körperpflege

Pflegerische Ist-Situation	Ziele – Lösungen – gewünschter Zustand	Maßnahmen
T: Ablehnung von Körperpflege. **U:** Evtl. Ängste, posttraumatisches Syndrom, **M:** Beim Anbieten von Körperpflege, mehr als 1 x tgl. sagt sie z. B. »Ich hab mich schon gewaschen«, erneute Versuche werden auch abgelehnt.	• Sie erfährt Achtung und Akzeptanz ihrer Wünsche und Bedürfnisse • Sie zeigt weiterhin Dankbarkeit, wenn sie gewaschen worden ist	• Ein »Nein« von ihr wird akzeptiert, später wieder probiert. Nach 2 Tagen »nicht waschen«, konsequenter anbieten. Nie vor dem Frühstück. •

Pflegerische Ist-Situation	Ziele – Lösungen – gewünschter Zustand	Maßnahmen
Lt. der Kinder soll Bew. jeden Tag gewaschen werden, auch wenn sie nicht möchte. Kein Gebiss, seit 20 Jahren kein Zahnarztbesuch, lehnt Mundinspektion ab. R. In der Vergangenheit hat sie mehrfach so getan, als wenn sie sich gewaschen hat (Wasser laufen etc.). Bei konsequenter Aufforderung durch vertraute PK (Fr. H. und Co) lässt sie die Übernahme durch PK zu, ca. 1 bis 2 x die Woche. Bedankt sich anschließend für die Körperpflege Stark ausgeprägtes Schamgefühl (z. B. Handtuch vorhalten). Wäscht von sich aus mehrfach tgl. Hände und Gesicht. Lässt Haare nachkämmen zu, reagiert dankbar. Sie kann u. A. bis auf Rücken den gesamten Rücken waschen.	• Sie lässt weiterhin die 1 – 2 x wöchtl. Übernahme der Körperpflege durch PK zu. Steigerung 3 – 4 x (incl. Inspektion der Beine) • Angehörige zeigen Verständnis für die Wünsche zur Körperpflege von Fr. P. • Größere Irritationen in der Mundhöhle werden rechtzeitig erkannt	Siehe Tagesstruktur: • Wenn GKW angenommen wird: Bew. zum Waschbecken geleiten, Wasser einlaufen lassen, Intimsphäre schütze (d. Handtuch vorhalten, bzw. immer eine Körperhälfte bekleidet lassen). Bew. anleiten, sich zu waschen. Rücken durch PK. Minütlich erinnern, den Waschlappen auswaschen, loben. Bei guter Tagesform Mundpflege anbieten. Nach Ankleiden Haare kämmen ermöglichen, b. B. nachbürsten. • Duschen b. B. anbieten. • Bezugspflegekraft und WBL führen erneutes Beratungsgespräch mit den Angehörigen durch, zeigen Verhalten der Bew. mit möglicher Ursache auf. Vermitteln zum derzeitigen Kompromiss. • Im Kontakt mit Bew. auf Mundgeruch, Hinweise auf Schmerzen, evtl. Appetitlosigkeit achten, bzw. beim Reden dezent in die Mundhöhle gucken.

81. Tipp: Beispiel einer Pflegeplanung bei Angst

Pflegerische Ist-Situation	Ziele – Lösungen – gewünschter Zustand	Maßnahmen
T: Angst, **U:** vermutl. d. unangenehme Erfahrungen (seit Tod des Ehemannes), **M:** Schläft z. B. nicht im Bett, lehnt Körperpflege etc. ab, Angst vor Eindringlingen, sperrt Zimmertür mit Stühlen zu. Abwehr, z. B. »Ist ja unerhört! Ich kann alles alleine«.	• Sie vertraut weiterhin den PK, die sie auserwählt hat. Sie baut noch mehr Vertrauen zu anderen PK auf (mindestens 4, oder diensthabende Kraft) • Sie führt weiterhin ihre Gewohnheiten aus (z. B. Tasche, Stuhl)	• Pro Schicht bekommt Bew. Ansprechpartner zugeteilt, dieser hält Kontakt zu ihr. • Wenn sie auf einen zukommt, bzw. Angst signalisiert, sie ruhig ansprechen, Sicherheit vermitteln, sie gewähren lassen, z. B. Tasche, Stühle.

Pflegerische Ist-Situation	Ziele – Lösungen – gewünschter Zustand	Maßnahmen
Baut langsam Vertrauen auf, sucht sich vertrauensvolle PK selber aus (derzeit 2, Frau S. u. F.) Freundliche Grundstimmung, sobald es um ihre Person geht, geht sie in Abwehrhaltung. Trägt immer Handtasche bei sich. Fürsorge d. PK und sie gewähren lassen, beruhigt sie. Sicherheit, dass jemand da ist.	• Sie erfährt Verständnis und Anerkennung • Sie erfährt Sicherheit (z. B. Fürsorge bei Angst)	• Im Kontakt mit ihr, sie anerkennen, z. B. »Es ist gut, dass Sie auf Ihre Sicherheit achten, man muss ja aufpassen«. Sie für ihr Aussehen, Kleidung, Tasche dabei etc. loben

82. Tipp: Beispiel einer Pflegeplanung bei Misstrauen

Pflegerische Ist-Situation	Ziele – Lösungen – gewünschter Zustand	Maßnahmen
T: Hohes Misstrauen Ursache: unklar **M:** Kl. ist sehr selbstbestimmt, lässt sich von anderen nichts sagen, beschwert sich Ø 20 tgl. über andere Bewohner und PK Kl. lässt niemanden ins Zimmer, hält es unter Verschluss. Weist anderen Bewohnern Plätze zu Kl. passt sich an Vorgaben der Betreuerin an, sonst nimmt er kaum Hinweise zur Selbstpflege an Unwillen äußert Kl. über sehr lautes Schreien, Rufen, kommt anderen Menschen dann sehr nahe Vermutlich reagiert Kl. mit Trotz oder Schmollen auf Unverständnis anderer bzgl. seines Verhaltens Kl. führt bei allen Unterstützungen zur Pflege die Regie Kl. teilt PK für sich ein: einige mag sie, andere nicht An manchen Tagen sucht Kl. Nähe, möchte in den Arm genommen werden Kl. »hamstert« Nahrungsmittel und spart für schlechte Zeiten Kl. wendet sich gern an bestimmte PK, signalisiert gegenüber Vertrauen	• Kl. erfährt Zuwendung, auch wenn er PK vorher mit ihrem Verhalten verletzt hat. • Kl. erfährt eine sehr gleiche Behandlung von allen PK (das heißt, Absprachen werden eingehalten) • Kl. hat weiterhin das Gefühl, die »Regie« über die Selbstpflege zu haben • Kl. ist motiviert, Hinweise und Vorschläge von PK anzunehmen • Kl. nimmt Grenzsetzungen von PK wahr, und akzeptiert diese • Eine Diagnose ist bekannt, bzw. eine Ursache für dieses Verhalten	• Pflege mit einer Fachpflegebezugsperson (steht für Gespräche und Verantwortlichkeiten zur Verfügung) • Alle PK orientieren sich an der jetzt festgelegten Pflegeplanung, speziell im Bereich der Körperpflege • PK loben Kl., geben Anerkennung, sagen Dank für seine »Mithilfe«, geben darüber Wertschätzung zum Ausdruck • Wenn Kl. laut wird, bleiben PK ruhig, lassen dieses über sich ergehen • Bei starker Lautstärke wird Kl. gebeten, wieder ins Zimmer zu gehen, damit andere sich nicht gestört fühlen • Hinweise auf bestimmte Selbstpflegetätigkeiten ruhig und sachlich geben. Die Kl.-Haltung: »Ich weiß das besser«, akzeptieren • Diagnostik für Facharzt

8 DIE PFLEGEPLANUNG – EIN THEMA FÜR DIE FÜHRUNGSEBENE

83. Tipp: Werden Sie kompetent

Sie sind diejenige, die »den Stein ins Rollen« bringt oder ihn als Stolperstein liegen lässt. Sie haben die Position und Kompetenzen, für »eine gute Pflegeplanung« zu sorgen. Nutzen Sie Ihre persönlichen und fachlichen Kompetenzen:

Notwendige **persönliche Kompetenzen**:
- Hohe Sozialkompetenz
- Gut ausgebildete Kommunikationsfähigkeit
- Motivationsgabe
- Neugier
- Aufgeschlossenheit, Neuerungen gegenüber
- Innovationsfähigkeit
- Eine positive, wertschätzende Grundhaltung
- Ausgebildete Kompetenz, den Alltag zu meistern
- Die Fähigkeit, Wissen aus verschiedenen Gebieten miteinander zu verknüpfen
- Eine positive Grundhaltung dem Pflegeprozess gegenüber.
- Notwendige **fachliche Kompetenzen**:
- Kenntnis über aktuelle Entwicklung der Pflege (auch der Pflegewissenschaft)
- Kenntnis der aktuellen gesetzlichen Anforderungen und den daraus entstehenden Ansprüchen an die geleistete Pflegequalität
- Hohe praktische und theoretische Kenntnis des Pflegeprozesses
- Kenntnisse über ein gut sortiertes Dokumentationssystem
- Gut ausgebildete Fähigkeit, Pflegeplanungen zu erstellen

84. Tipp: Holen Sie sich Inspirationen

In meiner beruflichen Biografie gab es einige Menschen, die mich stark in meinem beruflichen weg geprägt haben, die eine Art »Mentorenrolle« oder auch Vorbildfunktion für mich hatten.

Das war eine ganz bestimmte Lehrerin an der Altenpflegeschule, die mich in meiner Kritikfähigkeit wachgerufen und gestärkt hat. Einige Jahre später hat sie mich »richtig heiß« auf die Pflegeplanung gemacht.

Dann gab es eine Pflegedienstleitung, die für mich ein herausragendes Beispiel für die wirkliche Pflegeleidenschaft war. Und in der Ausbildung zur Pflegedienstleitung gab es wieder eine Dozentin, die mich motiviert hat, mein Fachwissen beständig zu erweitern.

So können wir selber uns von anderen Menschen Inspiration und Wissen holen, dieses aber auch gleichzeitig an andere weiter geben. Und denken Sie nicht, dass diese Inspirationssuche nur in der eigenen Branche sinnvoll ist. Erfolgreich ist, wer auch von anderen lernt. Nutzen Sie das Benchmarking mit anderen. Wo können Sie etwas lernen? Wer hat noch Schwierigkeiten und löst sie auf welche Art und Weise? Wir wirken stark dadurch, wie wir etwas tun, was wir in anderen Menschen wachrufen.

Dies gilt natürlich auch für das, was wir als Leitungskraft sagen oder fordern. Stimmt das, was wir tun, mit dem überein, was wir sagen? Mitarbeiter beobachten das Management genau und hier liegt die Chance, ein gutes, motivierendes Vorbild zu sein.

> **Schreiben Sie doch mal Ihre eigene BILD-Geschichte**
>
> Wir fragten z. B. unter der Horror-Schlagzeile »Massenweise tote Kinder! Wir fragen: Muss das sein?« und berichteten Folgendes: Lange ist es her, da hatte das Great Ormond Street Hospital in London einen guten Ruf, speziell was die Behandlung von Kindern anging.
> Früher war alles in Ordnung, den Kindern ging es bestens. Aber dann: Vor einigen Jahren starben innerhalb kurzer Zeit sieben Babys nach komplizierten Herzoperationen. Die OP-Teams waren am Boden zerstört. Irgendetwas stimmte nicht, das war allen klar.
> Der Öffentlichkeit entging das nicht. Das Schicksal der jungen Eltern war ja auch gar zu hart. Das Vertrauen in der Öffentlichkeit ging drastisch zurück. Die Krankenhäuser aus den benachbarten Stadtteilen freuten sich über mehr Patienten! Im Great Ormond Street Hospital ging man der Sache auf den Grund. Die Todesfälle wurden sehr sorgfältig untersucht. Im OP lief alles gut, auch auf der Intensivstation gab es keine erkennbaren Fehlerquellen. Das Ergebnis: Das Gefährlichste war der Transport vom OP auf die Intensivstation.

Dr. Martin Elliot sagt im Interview mit Bild Wennigsen: »Man muss das Baby von etlichen Apparaten trennen, auf ein fahrbares Bettchen legen, über den Korridor schieben und wieder an viele Apparate anschließen. Außerdem muss das erschöpfte OP-Team viele Informationen über das Baby an das frische Intensiv-Team weitergeben.«

Vor kurzem starb in besagter Klinik wieder ein Baby. Das gesamte Team versammelte sich im Ärztezimmer. Deprimiert und traurig saßen alle herum.

Schweigen wechselte mit Vorwürfen. Immerhin lief der Fernseher – zum Glück, wie Dr. Elliot jetzt bestätigte. Im Fernsehen lief ein Formel 1 Rennen. Aber nicht das Rennen selber interessierte ihn, sondern der Boxenstopp. Beeindruckend: Wie Michael Schumacher in die Box kam, arbeitete das Team von Ferrari wie aus einer Hand.

Ein anderer Arzt erinnert sich, auch ihn konnten wir für dieses Gespräch gewinnen.

»Alles ging blitzschnell und war optimal organisiert. Das Team wechselte die Reifen, füllte Benzin nach und tauschte jede Menge Informationen mit Schumacher aus – und schon nach 6,8 Sekunden konnte er wieder durchstarten. Alle Ärzte in unserem Team starten gebannt auf den Fernseher – was für ein Tempo, was für eine Effizienz, was für eine Präzision! All das war dem Prozess bei uns im Grunde sehr ähnlich.«

Von Rennen wissen wir: In der Welt der Formel 1 trennen den Sieger lediglich Bruchteile von Sekunden von den Verlierern. Obwohl meist nur die Fahrer im Rampenlicht stehen, ist dieser winzige Unterschied in Wirklichkeit der Leistung des ganzen Teams zu verdanken. Wenn der Fahrer in der Box hält, wird das Auto von der perfekt eingespielten Mechaniker-Crew aufgebockt: In Windeseile werden die Reifen gewechselt, der Rennwagen betankt oder kleinere Reparaturen erledigt. Alles muss so schnell wie möglich gehen.

Dr. Goldmann erzählt weiter: »Ich setzte mich mit Ferrari in Verbindung. Wir flogen dann nach Italien und zeigten den Leuten Videos von den Abläufen bei uns im Krankenhaus. Das Ferrari-Team war ziemlich entsetzt wie chaotisch es bei uns zuging. Niemand übernahm die Führung, alle redeten wild durcheinander und standen sich gegenseitig im Weg.«

Ein Techniker dort brachte es genau auf den Punkt: »Mann, die sind ja total unorganisiert!«.

Bei Boxencrews läuft das anders: Die Mechaniker wissen ganz genau, was sie zu tun haben. Alle machen ihren Job ohne viele Worte. Keiner steht

> dem anderen im Weg. Die Mechaniker sind ein perfekt eingespieltes Team, das sich blind vertraut.« Das OP-Team lernte schnell von Ferrari. Schon bald hatte man einen klar strukturierten Ablaufplan entwickelt. Es wurde genau festgelegt, wer was und in welcher Reihenfolge macht. Und jetzt ist wieder alles gut, die Fehlerquote sank um 50 Prozent.

85. Tipp: Achten Sie auf Ihre wahre Einstellung – und ändern Sie sie ggf.

Ist Ihnen bewusst, wie Sie selber über das Thema dieses Buches denken? Ist Ihre Grundhaltung wirklich positiv? Oder ist beim zweiten Blick eine doch eher »frustrierte oder genervte« Einstellung zu spüren? Deshalb: Achten Sie auf Ihre wahre Einstellung. Wenn ich ein Training zum Thema »Pflegeplanung« mit den Worten eröffne: »Dies ist ein schweres Thema, wir werden uns da durch kämpfen müssen. Leicht ist es nicht, aber ...«, bestätige ich die Haltung, dass das Schreiben von Pflegeplanungen auch wirklich schwer ist.

Beginne ich aber mit den Worten: »Es freut mich, dass wir uns hier zusammen den spannenden und klientinnennahen Thema, der Pflegeplanung widmen. Wir werden hier die Erfahrung machen, dass wir zu jeder Pflegebedarfssituation eine Pflegeplanung erstellen können ...«, mache ich deutlich, dass es funktioniert und gut möglich ist. Machen Sie sich bewusst, welche Stimmung Sie zu einem Thema verbreiten und ändern Sie ggf. Ihre Strategie.

Vielleicht kennen Sie die 7-38-55-Regel von Albert Mehrabian: Ist eine Mitteilung widersprüchlich, orientiert sich das Gegenüber an drei Komponenten, um Klarheit zu bekommen.
- Sprachlicher Inhalt = 7 %
- Stimmlicher Ausdruck = 38 %
- Mimischer Ausdruck/Körpersprache = 55 %
- Die nonverbale Kommunikation entscheidet, was das Gegenüber glaubt![34]

---

[33] Entnommen und leicht geändert: Covey R. Stephen. Führen unter neuen Bedingungen. Schnelligkeit durch Vertrauen schaffen. Gabal Verlag, Offenbach, 2010, S. 47 ff.
[34] http://de.wikipedia.org/wiki/Albert_Mehrabian [Zugriff am 12. Februar 2012]

86. Tipp: Prüfen Sie die Rahmenbedingungen

Zu den vernünftigen Rahmenbedingungen für eine adäquate Pflegeplanung gehört m. E. immer:
- Eine »niet- und nagelfeste« Vorstellung davon, wie eine Pflegeplanung aussehen soll
- Ein feste, nachvollziehbare Verknüpfung mit dem Pflegekonzept und Qualitätsmanagement
- Eine glaubwürdige Lob- und Anerkennungskultur gegenüber Mitarbeiterinnen
- Ausreichende und frei zugängliche Literatur
- Praxisnahe Fortbildungen, wenn möglich inkl. eines anschließendem »Training on the job«
- Eine positive Grundhaltung der Pflegeplanung gegenüber
- Ein Leitungskraft, die sich im Thema auskennt
- Sinnvoll aufgebaute Pflegedokumentationsmappen (Siehe dazu später)

87. Tipp: Gestalten Sie den Pflegeprozess klientennah

Rahmenbedingungen dafür sollten sein:
- Ein verlässliches und überprüfbares Bezugspflegesystem. Klientinnen haben feste Bezugspersonen, die den Pflegeprozess klientinnennah gestalten
- Die geplanten Pflegemaßnahmen sind nicht nur für das Papier, sie sollen wirklich umgesetzt werden können
- Die Pflege ist so gestaltet, dass die Klientin tatsächlich im Mittelpunkt steht, Abläufe richten sich nach ihren Bedürfnissen, nicht nach denen der Einrichtung
- Kompetente Pflegekräfte, die bereit sind, reflektierend zu pflegen und sich selbstverständlich zu lebenslangem Lernen verpflichten

88. Tipp: Vervollkommnen Sie Ihre Zeitplanung

Wie oft heißt es, wir haben keine Zeit! Zeitdruck ist ein Hauptphänomen für Stress. Wer sich mit Zeitratgebern beschäftigt, der stellt sich die Frage: »Warum schaffe ich in der mir zur Verfügung stehenden Zeit nie das, was ich schaffen muss?«

Die Gründe für einen Zeitmangel sind so unterschiedlich, wie die Menschen, die sich diese Frage stellen. Obwohl wir wesentlich mehr freie Zeit zur Verfügung haben als frühere Generationen, leiden wir unter Zeitmangel.

- Die Wochenarbeitszeit ist in den letzten Jahren drastisch gesunken
- Wir schlafen heute mit 7,3 Stunden im Schnitt eine Stunde weniger als die Menschen vor 50 Jahren, damit haben wir eine zusätzliche Wachzeit[35]
- Technische Geräte erleichtern uns die Hausarbeit.
- Wir haben Zeit, uns Freizeitaktivitäten und Hobbys zu widmen

Und dennoch – allgemeiner Konsens ist, dass »alle keine Zeit haben«. Wer jedoch diese Botschaft in sich trägt, blockiert sich selbst. Wie eine sich selbst erfüllende Prophezeiung beeinflusst sie das ganze Leben. Wer traut sich heute noch zu sagen: »Ja, ich habe Zeit«? Es scheint also auch modern zu sein, keine Zeit zu haben.

»Haben« können wir die Zeit ohnehin nicht. Der entscheidende Punkt ist, was wir aus unserer Zeit machen.

Zeit und die Bewohner:
»Keine Zeit!« Ein typischer Satz in der Pflege. Es ist uns allen bewusst, dass Pflegekräfte auch wirklich nicht mehr so viel Zeit für die Klienten hatten wie in den 1980er Jahren. Dennoch gibt es Zeit für die Klienten. Allein durch die Pflegestufen steht ihnen tägliche Zeit zu.

Wenn Pflegekräfte jedoch denken, dass eine Unterstützung bei der Körperpflege oder beim Essen »keine Zeit« mit dem Klienten ist, ist das ein Irrtum. Es ist gemeinsame Zeit. Genau diese Zeit kann für Nähe, Zuwendung, Anregung und Kontakt genutzt werden.

Denken Sie also um. In dem Moment, in dem Sie mit dem Klienten etwas »tun«, verbringen Sie Zeit mit ihm. Was zählt, ist die Qualität der Pflege und Begegnung, nicht die Quantität.

---

[35] Nussbaum, C.: 300 Tipps für mehr Zeit. Gräfe und Unzer Verlag, München 2007, S. 12

> **Beispiel**
>
> Vor kurzem war ich in einer Einrichtung, die ein geniales Konzept umsetzt, das auf mehreren Säulen basiert.
> 1. Es wurde mit der Pflegedienstleitung und den anderen Bereichsleitern gemeinsam erfasst und festgelegt, wie viel Pflegeminuten jedem Bewohner täglich zustehen. Es wurde auch die Zeit für die Administration incl. Pflegeplanung errechnet und festgelegt.
> 2. Dazu gab es eine Infoveranstaltung für alle Bewohner und Angehörige.
> 3. Die Pflegekräfte wurden in der Kommunikation geschult.
> 4. Somit wissen die Pflegekräfte, welcher Bewohner welche Zeit zur Verfügung hat und sie können entsprechend ihren Alltag planen.

Pflegekräfte verbringen sehr viel Arbeitszeit damit, Klienten zu waschen bzw. diese bei ihrer Körperpflege zu unterstützen. In den 1980er Jahren wurden Heimbewohner zweimal am Tag gewaschen. Natürlich morgens, komplett von Kopf bis Fuß, aber auch am Abend, vor dem Zubettgehen, wieder komplett von Kopf bis Fuß. Das fraß viel Zeit. Zum anderen geht die tägliche »Intensivwaschung« sehr oft am Bedürfnis und Wunsch der Klienten vorbei.

Sicher schließen viele Pflegekräfte dabei von sich auf die Klienten. Es ist unserer Erfahrung nach für einige Pflegekräfte absolut normal, zweimal am Tag zu duschen. Abgesehen davon, dass bei übertriebener Körperpflege Hautschädigung stattfindet, kostet es viel Zeit, und es geht es oftmals gegen den Willen des Klienten, kostet also noch mühsame »Überredungszeit«. Sparen Sie sich diese Zeit. Waschen Sie weniger. Damit liegen Sie voll im Trend!

- Überprüfen Sie bei der Planung der Körperpflege, was nötig ist, damit sich die Klientin gepflegt und um in der Wahrnehmung ihres Körpers gefördert fühlt.
- Achten Sie auf die Zeiten! Möchten alle Klienten morgens gewaschen werden?
- Reicht die »Katzenwäsche«, also die Waschung von Händen, Gesicht und Intimbereich?

Nutzen Sie die gesparte Zeit für andere nahe Momente mit dem Klienten. Oftmals finden sich – speziell in stationären Pflegeeinrichtungen Dienstzeiten oder Arbeitszeiten, die schon lange nicht mehr hinterfragt worden sind. Ich kann mich noch an die Zeiten erinnern, dass ich im August 1986 schon wusste, wie ich im Oktober 2008 arbeiten würde. Damals schaukelten wir in einem 14-tägigen Spät- und Frühdienstmuster mit klar zugeteilten Wochenenden.

> **Beispiel: Eine stationäre Pflegeeinrichtung in Berlin**
>
> Dienstbeginn 6.00 Uhr. Alle waren pünktlich da, das kleine Dienstzimmer war brechend voll. Wir saßen bis 6.30 Uhr dort:
> - Wir rauchten (zumindest die Raucher, die Nichtraucher saßen dabei).
> - Wir lauschten privaten Anekdoten der Stationsleitung.
> - Wir hörten der täglichen Einteilung der Funktionspflegeeinteilung zu.
>
> Danach stürmten wir dann in die Zimmer und später hieß es: »Wir haben keine Zeit!«
> Dieses Beispiel macht deutlich, wie verhängnisvoll es sein kann, wenn Arbeitszeiten und -aufkommen nicht miteinander korrespondieren.

Wenn Sie das Gefühl haben, dass die Arbeitsabläufe nicht rund laufen, dass keine Harmonie zwischen dem Arbeitsaufkommen und den -zeiten bzw. der dazugehörigen Personalplanung besteht, dann sollten Sie:
- Ihre Vorgesetzte ansprechen und um Veränderung bitten:
- eine Ablaufanalyse anregen;
- selbst die Abläufe überprüfen (Die kleinen am Klienten selber, die großen auf der Station, in der Pflegegruppe)

Eine Ablaufanalyse wird meist durch externe Berater durchgeführt, die noch nicht »betriebsblind« sind. Es ist aber genauso gut möglich, sich in seiner Arbeit selbst zu überprüfen.

Eine Ablaufanalyse beginnt mit der Ist-Situation. Wenn die erfasst ist, kann gezielt die Organisation der ganzen Arbeit und Aufgaben sowie die Planung dieser Arbeiten verbessert werden.

Ziele einer solchen Ablaufanalyse:
- Die zeitlichen Abläufe in der Pflege und Betreuung sind transparent und erkennbar.
- Arbeitsspitzen und Zeitressourcen werden deutlich.
- Es wird erfasst, in welchem Umfang des Dienstleistungsangebot den Bedürfnissen, Gewohnheiten der Bewohner entspricht[36]
- Die Tagesstruktur wird überprüft.
- Schnittstellenproblematiken in den Abläufen sind bekannt.

Über zwei oder drei Tage werden im Früh- oder Spätdienst alle erbrachten Leistungen von den Mitarbeitern (oder vom externen Berater) erfasst. Die durchgeführten Maßnahmen werden aufgeschrieben und Zeiteinheiten von 15 Minuten (dieser Zeitabstand hat sich als realistisch erwiesen) zugeteilt. Je sorgfältiger die einzelnen Arbeitsschritte und Maßnahmen aufgeführt werden, desto besser.

Beispiel:
1. von 7.00 bis 7.15 Uhr Körperpflege bei Bewohner XY.
2. von 7.00 bis 7.15 Uhr: Zusammensuchen der Utensilien, Suchen nach Pflegearbeitswagen, 3 x ans Telefon, Körperpflege bei Bewohner XY.

Hier werden gleich die ersten »Pannen« der Abläufe deutlich. Es gibt vielleicht nur einen Pflegearbeitswagen für einen sehr langen Flur. Dieser muss von den Pflegekräften immer wieder aufgesucht werden. Deshalb achten Sie auf Angaben zu Wohnbereich bzw. Pflegegruppe, Datum und Uhrzeit, Name des Mitarbeiters, Name des Klienten, Notizen

Damit das Ganze keinen Schrecken und Demotivation hervorruft, sollte es begleitet werden. Mindestanforderung: Betriebsrat/Mitarbeitervertretung und alle Leitungsebenen stehen hinter diesem Projekt. Ebenfalls sollte im Vorfeld beschlossen werden, wie anschließend die Reflexion durchgeführt wird. Diese findet ebenfalls zeitnah statt.

---

[36] Kämmer, K.: Pflegemanagement in Altenpflegeeinrichtungen. Schlütersche Verlagsgesellschaft, Hannover 2008, S. 128

> **Kleine Tipps, um die Zeit für die Pflegeplanung**
>
> - Fest eingeplante Zeit für administrative Aufgaben, wie z. B. Bearbeitung der Pflegedokumentation (incl. Biografie, Pflegeanamnese und Pflegeplanung)
> - Zeit für die Kommunikation mit anderen an der Pflege Beteiligten
> - Beachten Sie geistige und organisatorische persönliche Hoch- und Tiefphasen im Tagesablauf

89. Tipp: Bringen Sie Ordnung in Ihre Pflegedokumentationsmappe

Eine gut sortierte Pflegedokumentationsmappe ist »Gold« wert, spart Zeit und Nerven.

Folgendes Ordnungsprinzip halte ich für sinnvoll: Eine große, feste, stabile Hängedokumentationsmappe mit vielen Zwischenblättern aus Plastik, die nach folgendem Prinzip sortiert ist:

1. Fach: Stammblatt, Pflegeanamnese, andere Assessmentformulare, Formulare zur Risikoeinschätzung, Erfassung Ernährungsstatus, evtl. Erfassung von Schmerzqualität- und -stärke, Erfassung Kontinenzstatus, Mini Mental State Examiniation oder Fast-Skala oder Cohen-Mansfield Skala, Erhebung der Biografie

2. Fach: Pflegebericht

3. Fach: Aufstellung der aktuellen Medikation und anderer ärztlicher Anordnungen, Formulare zum Wundmanagement

4. Fach: Leistungsnachweise oder Durchführungskontrollen

5. Fach: Bewegungsnachweise, Flüssigkeitsbilanzierung etc.

6. Fach: Klientinnenverfügung, Arztbriefe, Nachweis amtsrichterlicher Genehmigung von Fixierungen

7. Fach: Sonstiges

90. Tipp: Seien Sie kritisch bei EDV-Unterstützung

Wenn Sie in Erwägung ziehen, die Pflegedokumentation EDV-gestützt zu führen, dann berücksichtigen Sie die Vor- und Nachteile

Vorteile:
- Einhaltung des Pflegeprozesses
- Arbeiten mit Formulierungsdatenbanken in Pflegeanamnese und Pflegeplanung
- Schnelle Übernahme bereits erstellter Daten
- Automatische Einhaltung der Evaluationszeiten
- Daten von Klientinnen werden nur einmal erfasst, diese Daten stehen dann allen anderen »Formularen« zur Verfügung
- Eine Archivierung findet direkt statt
- Schneller Zugriff auf die Pflegedokumentation über beliebige Zeiträume
- Verkürzte Übergabezeiten
- Leichtes Pflege-Controlling

Nachteile:
- Relativ hohe Anschaffungskosten
- Notwendige Schulungen

M. E. ist eine Mindestvoraussetzung für das Arbeiten mit EDV-gestützten Pflegedokumentationen eine bisher perfekt handgeschriebene Pflegedokumentation. Kommt es zu einer Präsentation durch eine Firma, die eine entsprechende Software anbietet, dann sollten in jedem Fall Pflegekräfte an der Veranstaltung teilnehmen. Diese haben einen pflegerischen Blick auf den dort dargestellten Pflegeprozess und stellen entsprechende Fragen.

91. Tipp: Klären Sie die Begrifflichkeiten

Damit alle dasselbe meinen, wenn sie von etwas sprechen, ist es gut, Begriffe zu klären. Bitte machen Sie sich die Mühe, für sich, Ihr Team, Ihre Einrichtung übliche Begriffe zu definieren. So greifen alle auf dieselben Definitionen und Erklärungen zurück. Ein Standard ist dann ein Standard und nicht die Bezeichnung für eine Firma, die Dokumentationsformulare etc. herstellt.

Häufig verwendete Fachbegriffe:
- Pflege
- Pflegeplanung
- Pflegeprozess
- Pflegediagnose

- Pflegedokumentation
- Fähigkeit
- Ressource
- Problem
- Bedürfnis
- Bezugspflege

92. Tipp: Erweisen Sie der Pflegeplanung gegenüber Wertschätzung

»Die sitzt schon wieder und schreibt, während wir anderen alle arbeiten!«

Wenn Sie diesen Satz häufiger hören (oder vielleicht sogar manchmal selber denken), dann stellen Sie in Ihrer Einrichtung eines klar: Ohne Pflegeplanung gibt es keine menschliche und wertschätzende Pflege. Nur wer die Klientin wirklich kennt, kann auch richtig planen und dafür sorgen, dass Klientin und Mitarbeiterinnen zufrieden sind.

Wer also plant, tut dies stellvertretend für die anderen – und sollte als Mitarbeiterin wahrgenommen werden, die einen unverzichtbaren Dienst, eine wichtige Arbeit leistet. Fehlt die entsprechende Wertschätzung dafür, sprechen Sie sie selber aus.

93. Tipp: Nutzen Sie Ihre Stellung als Vorgesetzte

Wie heißt es so schön: »Der Fisch beginnt am Kopf zu stinken« und diese Weisheit gilt nachweisbar. Ein Unternehmen beginnt beim Unternehmer. Je stärker die Persönlichkeit des Chefs, desto mehr dringt davon in die gesamte Organisation Das sollten Sie sich als Vorgesetzte zu Nutze machen und die Pflegeplanungen auch einmal selbst schreiben, um einerseits ein Vorbild zu sein und andererseits genau zu wissen, welche Probleme dabei auftauchen – und wie sie sich beseitigen lassen.

Stehen Sie darüber hinaus als:
- Vorbild
- Mentor
- Modell
- Ratgeber

zur Verfügung. So können Mitarbeiter und Kollegen Ihr Wissen anzapfen. Sie können diese Rollen nicht nur erfüllen, wenn es um den fachlichen Umgang mit der Pflegeplanung geht, sondern auch, wenn es um den Umgang und den Glauben daran geht. Ihre innere Haltung überzeugt und begeistert!

94. Tipp: Lassen Sie im Team arbeiten

Manches geht zu zweit einfach besser. Wenn es in Ihrer Einrichtung immer wieder an der Pflegeplanung hapert, dann versuchen Sie doch mal, Teams zusammenzustellen: Die eine Kollegin plant, die andere – die den Klienten möglichst nicht kennt – beobachtet bei der Pflege und liest dann später die Pflegeplanung. Auf diese Weise werden Missverständlichkeiten oder Lücken rasch deutlich.

Finden Sie weitere Zusammenstellungen, wie sich Mitarbeiter gegenseitig unterstützen können. Aber bitte achten Sie darauf, dass keine »Viele-Köche-verderben-den-Brei-Symptom« daraus wird. Viel zu leicht entstehen zeitfressende Pflegeplanungsrunden, die wenig bringen. Trennen Sie zwischen effizientem Pflegeplanungsgespräch und einer Fallbesprechung.

95. Tipp: Nutzen Sie die Supervision

Pflegeplanung ist schwierig, die Zeit dafür wird oft zu knapp bemessen und das Ergebnis ist oft nicht zufrieden stellend. Nutzen Sie die Möglichkeit der Supervision: Nehmen Sie sich im Team eine Auszeit und lesen Sie einige Pflegeplanungen miteinander durch. Dadurch können alle am Team an guten Pflegeplanungen teilhaben und lernen, welche Fehler sich vermeiden lassen.

Aber nutzen Sie auch eine Supervision, wenn Sie das Gefühl haben, die Kollegen haben Übertragungen oder vermischen ihr Helfersyndrom mit Bewohnersituationen. Dann ist es höchste Zeit für eine Klärung. Den Bedarf merken Sie daran, dass Pflegekräfte einen enorm hohen Gesprächsbedarf über Bewohnersituationen haben und zugleich keine einheitlich Pflegediagnosen (oder Beschreibung von Pflegebedarfssituationen) bei einer Bewohnerin festlegen können.

96. Tipp: Seien Sie selbstkritisch

Manchmal brodelt man im eigenen Saft, findet die eigenen Pflegeplanungen wunderbar, die Pflege geradezu anbetungswürdig und erkennt schlicht keinen Veränderungsbedarf. Wenn Sie an diesem Punkt angelangt sind, haben Sie garantiert Bedarf an externer Hilfe. Generell gilt: Nichts ist so gut, dass es nicht noch verbessert werden kann. Es gibt eine Reihe von guten Trainerinnen, die Ihre Pflegeplanungen unter die Lupe nehmen. Bestenfalls haben sie tatsächlich nichts daran auszusetzen und schlimmstenfalls finden sie jede Menge Fehler: In beiden Fällen lohnt sich der Einsatz für die externe Hilfe. Sie lernen dazu, bekommen neue Tipps und haben ein Feedback, auf dem Sie aufbauen können.

97. Tipp: Inszenieren Sie gekonnt Fortbildungsprogramme

Um einen hohen Nutzen von Fort- und Weiterbildungen in Ihrer Einrichtung zu haben, sollten Sie diese gut miteinander verzahnen und keine »Hau-Ruckaktionen« planen, nach dem Motto »Wir haben noch Geld, wer hat sich denn noch nicht fortgebildet?«

Planen Sie die Schulungen langfristig, damit der richtige Trainer Zeit hat und Sie Ihre Mitarbeiter vorbereiten können. Der Trainer sollte motivieren können, kompetent sein und evtl. sogar in einem zertifizierten Unternehmen arbeiten. Sie können auch eine Mischung aus Inhouse-Trainings und externen Fortbildungen planen. Der Trainer hilft Ihnen dabei, die Inhalte, die Literatur zu klären und die Formulare, Handouts etc. abzustimmen.

Eine Schulungsreihe zum Thema Pflegeplanung sollte immer mit einer Analyse durch die Trainerin oder Referentin starten. Sie muss sich ein Bild der Einrichtung und der Vorgehensweise machen können. Dann stellt sie Ihnen optimalerweise »ihre eigene Version oder Vorgehensweise« zur Pflegeplanung vor.

Die Fortbildungen sollten sinnvoll mit anderen Themen, wie z.B. den »nationalen Expertenstandards«, zusammen angeboten und durchgeführt werden. Lassen Sie Ihren Mitarbeiterinnen Luft zum atmen. Eine Schulung zwischen Mittagessen und Kaffeetrinken, über 60 Minuten, bringt nicht viel. Sinnvoll und effektiv ist es, die Mitarbeiterinnen tageweise aus dem

Dienst zu nehmen, denn dann haben sie auch genug Muße und Abstand, um Neues aufzunehmen.

Die Erfahrung zeigt, dass interessante Seminare weitaus mehr Transfer und Motivation bringen als eine Standardfortbildung. Das Mindeste, was Sie erwarten dürfen ist, eine Trainerin oder Dozentin, die zu Ihren Bewohnerbeispielen Pflegeplanungen erstellen kann – vor aller Augen.

Auf Ihre Anwesenheit kommt es an! Wenn Sie z. B. als QM-Beauftragte oder PDL arbeiten, können inhaltliche Fragen, oder solche zum Transfer oder Prozess gleich aufgegriffen werden. Ebenso zeigen Sie Ihren Mitarbeitern: »Ich bin auch dabei – ich bin neugierig!« – das motiviert. Aber sorgen Sie dafür, dass die Mitarbeiter in Ihrer Nähe entspannt sind. Wenn das nicht der Fall ist, bleiben Sie lieber weg.

Planen Sie ganze Tage ein, schicken Sie die Mitarbeiter oder Kollegen vorher und hinterher nicht in den Dienst. So können diese sich besser auf das Thema einstellen, der Kopf ist freier. Wenn Sie Fort- und Weiterbildungen planen, bedenken Sie bitte, dass eine lernfreundliche Umgebung sehr wichtig für den Lernerfolg ist.

Checkliste für die Raumplanung der Fortbildungsveranstaltung

- Ausreichend Platz, bequeme Sitzmöglichkeiten
- Sitzplan/Anordnung (ein Stuhlkreis fördert das Miteinander)
- Raumgestaltung, z. B. mit anschaulichen Lernplakaten (ist jedoch Sache des Trainers), Blumen etc. Bitte überfrachten Sie den Raum nicht.
- Ausreichend natürliches oder künstliches Licht
- Gute Belüftung
- Tee, Kaffee, Kekse, Obst und Erfrischungsgetränke
- Möglichkeiten für ein Mittagessen oder eine kleine Mahlzeit
- Sicherheit der persönlichen Dinge
- Teilnahme und Gleichberechtigung für jeden gewährleisten
  - Fügen Sie ab und an eine kleine körperliche Aktivierungseinheit ein, wie z. B. kleine gymnastische Übungen.
  - Tragen Sie nicht nur vor, sondern lassen Sie auch Platz für Gruppenarbeiten. Ihre Mitarbeiter sind so selber aktiv und erleben sich auch in der Gruppe noch einmal anders als im Pflegealltag.
  - Sorgen Sie für eine abwechslungsreiche Veranstaltung, bei der auch gelacht werden darf! (Unbedingt!)

Jeder Mitarbeiter, der nach einer Fortbildung einen konkreten und umsetzbaren Vorschlag zur Verbesserung der Pflege (und Pflegeplanung) macht, erhält eine Belohnung. Vorausgesetzt, der Mitarbeiter sorgt selbst für die Umsetzung seiner Idee! So steigern Sie die Pflegequalität und die Mitarbeiter sind motiviert, zu Fortbildungen zu gehen.

98. Tipp: Gute Fortbildung braucht Zeit und Kompetenz

Jede Fortbildung kostet Geld und dies sollten Sie mit Bedacht ausgeben. Bedenken Sie bitte:
- Die Trainerinnen sollten vom Fach sein
- Die Schulungen oder Trainings sollten außerhalb des pflegerischen Alltags stattfinden
- Schulungen sollten einen wertschätzenden Rahmen haben: Volle Berechnung der Fortbildungszeit als Arbeitszeit, leckeres Essen und »Wohlfühlatmosphäre«, offizielle Begrüßung durch die Leitungspersonen usw.
- Methodenreichtum bringt Spaß und Lernerfolg

99. Tipp: Denken Sie an die Nachhaltigkeit der Schulung

Eine Fortbildungsveranstaltung, selbst wenn sie an mehreren Terminen stattfindet, kann nicht die Lösung aller Probleme bringen. Die Fortbildung selber wird Ihnen die Augen öffnen und dann sollten Sie wirklich Ihre Probleme in den Blick nehmen. Ein nachhaltiger Transfer des theoretischen Wissens in die Praxis dauert. Planen Sie also mehrere Monate für einen diesen Transfer und mögliche Neuerungen ein.

Denken Sie auch schon vor der Veranstaltung über einen Transfer nach:
»Was muss sich evtl. in der Einrichtung ändern, um einen erfolgreichen Transfer des Gelernten zu garantieren?«
»Was sollte von Seiten der Trainerin getan werden, um einen optimalen Transfer zu gewährleisten?«

100. Tipp: Lassen Sie die Mitarbeiterinnen teilhaben

Eine Mitarbeiterin, die eine Schulung zum Thema Pflegeplanung besucht, ist gut. Mehrere Mitarbeiterinnen, die die gleiche Schulung besuchen oder gar gleich eine Inhouse-Schulung ist noch besser.

Bedenken Sie: Eine Mitarbeiterin, die, ganz begeistert von der Schulung, nun im Alltag alles umändern will, wird bei ihren Kolleginnen auf Granit stoßen. Mehrere Mitarbeiterinnen oder gar das ganze, geschulte Team werden sich eher damit befassen, das Gelernte auch in die Praxis umzusetzen.

SCHLUSSWORT

Es sind die kleinen Dinge, die zählen ...
Ich liebe Geschichten, sie können auf so spannende und interessante Art und Weise, das zum Ausdruck bringen, was wir selber denken.

Ein Nachmittag im Park
Es war einmal ein kleiner Junge, der Gott kennen lernen wollte. Er wusste, dass es ein weiter Weg sein würde, und so packte er Schokoriegel und einen Sechserpack Limonade in sein Köfferchen und brach auf.

Als er drei Häuserblocks weit gegangen war, traf er eine alte Frau. Sie saß auf einer Parkbank und sah unverwandt den Tauben zu. Der Junge setzte sich neben sie und öffnete sein Köfferchen. Gerade wollte er einen Schluck Limonade trinken, als ihm auffiel, wie hungrig die alte Frau aussah, und so bot er ihr einen Schokoriegel an. Sie nahm ihn dankbar entgegen und lächelte ihn an. Ihr Lächeln war so entzückend, dass der Junge es noch einmal sehen wollte, und so bot er ihr auch eine Flasche Limonade an. Wieder lächelte sie ihn an. Wie sehr sich der Junge freute!

Sie saßen den ganzen Nachmittag nebeneinander und aßen und lächelten, aber keiner von beiden sprach auch nur ein Wort. Als es dunkel wurde, merkte der Junge, wie müde er war. Er stand auf, um zu gehen, doch schon nach ein paar Schritten kehrt er um, rannte zu der alten Frau zurück und umarmte sie. Da schenkte sie ihm ihr allerschönstes Lächeln.

Als der Junge wenig später nach Hause kam, wunderte sich seine Mutter, warum er so glücklich aussah. Sie fragte ihn: »Was hast du heute gemacht, dass du so strahlst?« Er antwortete: »Ich habe mit Gott zu Mittag gegessen.«

Und noch bevor seine Mutter etwas erwidern konnte, fuhr er fort: »Weißt du was? Sie hat das schönste Lächeln, das ich je gesehen habe!« Mittlerweile war auch die alte Frau zu Hause angelangt. Auch sie war überglücklich. Ihr Sohn wunderte sich über ihren zufriedenen Gesichtsausdruck und wollte wissen: »Mutter, was hast du heute gemacht, dass Du Dich so freust?«

Sie antwortete: »Ich habe im Park gesessen und mit Gott Schokoriegel gegessen.« Und noch bevor ihr Sohn etwas erwidern konnte, fuhr sie fort: »Weißt du was? Er ist viel jünger, als ich dachte.«[37]

---

[37] Canafield, J.: Hühnersuppe für die Seele. Goldmann Verlag, München 1996.

LITERATUR

Arets, J.; Obex, F.; Wagner, F.: Professionelle Pflege 1. Hans Huber: Bern et al. 1999.
Blenk, D.: Inhalte auf den Punkt gebracht. Beltz: Weinheim, Basel, Berlin 2003.
Burkhard, G.: Schlüsselfragen zur Biographie. Freies Geistesleben: Stuttgart 2004.
Gültekin, J.; Liebchen, A.: Pflegevisite und Pflegeprozess. Kohlhammer: Stuttgart 2003.
Canfield, J.: Hühnersuppe für die Seele. Goldmann: München 1996.
Dennison, P.; Dennison, G.: Brain Gym. VAK VerlagsGmbH 2002.
Deutsches Netzwerk für Qualitätsentwicklung in der Pflege: Expertenstandard Sturzprophylaxe in der Pflege. Osnabrück 2005.
Isert, B.; Rentel, K.: Wurzeln der Zukunft. Lebensweg-Arbeit, Aufstellungen und systemische Veränderungen. Junfermann: Paderborn 2000.
James, T.; Woodsmall, W.: Time Line. NLP-Konzepte zur Grundstruktur der Persönlichkeit. Junfermann: Paderborn 1991.
Juchli, L.: Heilen durch Wiederentdecken der Ganzheit. Kreuz: Stuttgart 1993.
König, J.: Der MDK – Mit dem Gutachter eine Sprache sprechen. Schlütersche: Hannover 2010.
Lubatsch, H.: Dekubitusmanagement auf der Basis des Nationalen Expertenstandards. Schlütersche: Hannover 2004.
Maier, C.: Spielraum für Wesentliches. Bildung und Wissen: Nürnberg, 2002.
MDS (Medizinischer Dienst der Spitzenverbände der Krankenkassen e.V.): Grundsatzstellungnahme Pflegeprozess und Dokumentation. Essen 2005.
MDS (Medizinischer Dienst der Spitzenverbände der Krankenkassen e.V.): MDK-Anleitung zur Prüfung der Qualität nach § 112,114 SGB XI in der stationären Pflege. Essen 2005.
MDS (Medizinischer Dienst der Spitzenverbände der Krankenkassen e.V.): MDK-Anleitung zur Prüfung der Qualität nach den §§ 112, 114 SGB XI in der ambulanten Pflege. 10. November 2005.

MDS (Medizinischer Dienst der Spitzenverbände der Krankenkassen e.V.): MDK-Anleitung zur Prüfung der Qualität nach den §§ 112, 114 SGB XI in der stationären Pflege. 10. November 2005.

MDS (Medizinischer Dienst der Spitzenverbände der Krankenkassen e.V.): Erhebungsbogen zur Prüfung der Qualität nach den §§ 112, 114 SGB XI in der ambulanten Pflege. 10. November 2005.

MDS (Medizinischer Dienst der Spitzenverbände der Krankenkassen e.V.): Erhebungsbogen zur Prüfung der Qualität nach den §§ 112, 114 SGB XI in der stationären Pflege. 10. November 2005.

Messer, B.: Pflegeplanung für Menschen mit Demenz. Schlütersche: Hannover, 2004

Messer, B.: Pflegeplanung für Menschen mit Demenz. Schlütersche: Hannover 2004.

Messer, B.: Schnittstelle Pflegediagnose. In: pflegen ambulant, 15. Jahrgang 1/04.

Messer, B.: 100 Tipps für die Validation. Schlütersche: Hannover 2005.

Sowinski, C.; Gennrich, H. et al. (Hrsg): Organisation und Stellenbeschreibung in der Altenpflege. Schriftenreihe des KDA: Köln 2000.

Stefan, H.; Allmer, F. et al.: Praxis der Pflegediagnosen. Springer: Wien 2000.

Weyh, H.; Krause, P.: Kreativität. Ein Spielbuch für Manager. Econ: Düsseldorf 1993.

REGISTER

Ablaufanalyse 112

Begrifflichkeiten 115
Bezugspersonen, primäre 37
Biografie 41
Biografiearbeit 41
Brain Gym 90

EDV-Unterstützung 114
Expertensprache 88
Expertenstandards, nationale 91

Faktoren, erschwerende 72
FEEL 9
Fehler 19
Fortbildungsprogramme 118
Fortbildungsveranstaltung 119

Gefällt mir-Button 16
Gewohnheiten 26

Hilfeleistung 70
Humor 17

Informationen 39, 67
Informationssammlung 29, 32, 38
Inspirationen 105

Kompetenzen 105
Kreativitätstechniken 20

Maßnahmen 66, 69
MDK 27
Merkmale 60

Nah- oder Fernziele 66
NANDA 74
Neurodidaktik 16

Perfektionismus 20
PESR-Format 58
Pflegeanamnese 31, 32
Pflegebedarfserhebung 45
Pflegebedarfssituation 50, 57
Pflegebericht 76, 81
Pflegediagnosen 73
Pflegediagnostik 44
Pflegedokumentationsmappe 114
Pflegeplanung 84, 94
Pflegeplanungsblätter 50
Pflegeprozess 74, 109
–, Struktur 28
Pflegeverständnis 25
Problem 55

Rahmenbedingungen 109
Reframing 86
Ressource 55

Schulung 120
Selbstständigkeit 71
Situation, soziale 68
Stammblatt 30
Standards 93
Supervision 117

Team 117
TUM-Prinzip 53, 57

Unwörter 23
–, aggressiv 24
–, altersentsprechend 25
–, ausreichend 24
–, desorientiert 24
–, genug 24
–, normal 25
–, regelmäßig 23
–, Zustand erhalten 24

Ursache 59

Vorgaben des MDK 49

Zeitplanung 110
Ziel 60
Zielbeschreibung 64
Zielformulierung 62, 65

Sandra Masemann · Barbara Messer

100 Tipps für Ihr Pflegeteam

Brigitte Kunz Verlag – Pflege Leicht
2010. 108 Seiten, 14 Tabellen
14,8 x 21,0 cm, kartoniert
ISBN 978-3-89993-492-2
€ 10,95

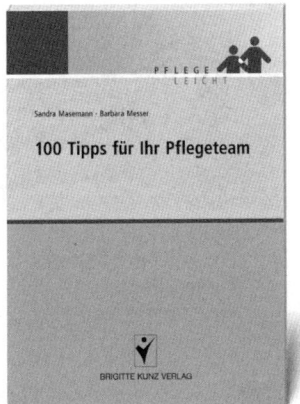

- Die Grundlagen einer erfolgreichen Teamarbeit
- Lösungsorientiertes Arbeiten bei Krisen
- Kurz, verständlich und ideal zum schnellen Nachschlagen

Dieses kompakte Buch wendet sich an alle Pflegekräfte, die in Teams zusammenarbeiten. Lassen Sie sich von diesen 100 Tipps motivieren. Ob Teambildung und -pflege, Aufgabenverteilung, Motivation oder Konfliktlösung – hier finden Sie alles, was Sie für ein gutes Team brauchen.

www.buecher.schluetersche.de
Änderungen vorbehalten.

BRIGITTE KUNZ VERLAG

Barbara Messer

Das 1 x 1 des Führens in der Pflege
Impulse für eine zeitgemäße Führungsarbeit

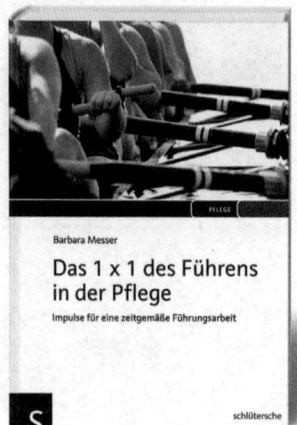

2012. 236 Seiten,
17,0 x 24,0 cm, Hardcover
ISBN 978-3-89993-285-0
€ 29,95

- Der Wegbegleiter für innovative Führungskräfte
- Impulse für die zeitgemäße Führungsarbeit
- Führung lernen – Mitarbeiter begeistern

Selbstmanagement, Arbeitsorganisation oder Teamführung: Mit diesem Buch erlernen Sie das kleine Einmaleins des Führens in der Pflege wie nebenbei. Praktische Beispiele, verständnisvolle Anleitung und viele wertvolle Informationen rund um den Alltag einer Führungskraft vermitteln das notwendige Know-how. In kompakter und zeitgemäßer Form lernen Sie effektiv und werteorientiert zu führen und damit auch Ihre Mitarbeiter zu begeistern.

www.buecher.schluetersche.de
Änderungen vorbehalten.

schlütersche